Los antiinflamatorios naturales

CHRISTOPHER VASEY

Los antiinflamatorios naturales

Prevenir y curar la inflamación de forma natural

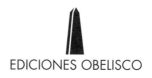

EDICIONES OBELISCO

Si este libro le ha interesado y desea que le mantengamos informado
de nuestras publicaciones, escríbanos indicándonos qué temas son de su interés (Astrología, Autoayuda, Ciencias
Ocultas, Artes Marciales, Naturismo, Espiritualidad, Tradición…) y gustosamente le complaceremos.

Puede consultar nuestro catálogo en www.edicionesobelisco.com.

Colección Salud y vida natural
LOS ANTIINFLAMATORIOS NATURALES
Christopher Vasey

1.ª edición: marzo de 2015

Título original: *Les anti-inflammatoires naturels*

Traducción: *Mireia Terés Loriente*
Maquetación: *Marga Benavides*
Corrección: *M.ª Ángeles Olivera*
Diseño de cubierta: *Enrique Iborra*
Esquemas anatómicos: *Rosalie Vasey*

© 2013, Éditions Jouvence
www.editions-jouvence.com
(Reservados todos los derechos)
© 2015, Ediciones Obelisco, S. L.
(Reservados los derechos para la presente edición)

Edita: Ediciones Obelisco, S. L.
Pere IV, 78 (Edif. Pedro IV) 3.ª planta, 5.ª puerta
08005 Barcelona - España
Tel. 93 309 85 25 - Fax 93 309 85 23
E-mail: info@edicionesobelisco.com

ISBN: 978-84-16192-49-6
Depósito Legal: B-5.429-2015

Printed in Spain

**Impreso en España en los talleres de Gráficas 94,
Hermanos Molina S. L. Polígono Industrial Can Casablancas
Garrotxa, nave 5 - 08192 Sant Quirze del Vallès (Barcelona)**

Créditos de las fotografías - fotolia:
© Dario Bajurin • © Claude Calcagno • © lucos86 • © Ocskay Bence • © lichtmeister • © Africa Studiov • © JPC-PROD
• © mrjpeg • © Africa Studio • © seli8 • © scis65 • © catbird338 • © Schlierner • © Joachim Opelka • © silencefoto •
© Africa Studio • © Sven Bähren • © photocrew • © Frank • © Kautz • © Corinna Gissemann • © Gorilla • © Birgit
Reitz-Hofmann • © anandkrish16 • © Chepk • © Matthieu • © gena96 • © Unclesam • © Paulus Nugroho R •
© by_adr • © anna karwowska • © Sebastian Kaulitzki • © michelangelus • © Witold Krasowski • © yamix • © Brad
Pict • © freshidea • © jurgajurga • © snowwhiteimages • © satori • © evgenyatamanenko • © rubenkh • © sciencedis-
play • © blueringmedia • © nikitos77 • © Sebastian KaulitzkiL • © Sebastian Kaulitzki • © JPC-PROD • © Matteo •
© tsach • © dalaprod • © Gerhard Seybert • © Richard Villalon • © Popova Olga • © Sandor Kacso • © kab-vision •
© Aygul Bultév • © Jack Jelly • © emde71 • © Photozi • © Subbotina Anna • © Nadezda Razvodovska • © lassedesig-
nen • © Svenja98 • © M. Schuppich • © Teamarbeit • © unpict • © JSC • © margouillat photo • © Le Do • © Deyan
Georgiev • © GeoM • © Lucky Dragon • © dabjola • © Kaarsten • © unpict • © JPC-PROD • © Jiri Hera • © Sergey
Yarochkin • © JPC-PROD • © Juan Gärtner • © jStock. • © http://threefarmers.ca.

1.ª PARTE

El síndrome inflamatorio

Introducción

Los antiinflamatorios aparecen entre los medicamentos más vendidos. Y no sólo es elevado el número de enfermedades inflamatorias, sino que cada vez hay más gente que las sufre y, además, cada vez son más graves. Este tipo de fármacos, como la aspirina o la cortisona, son potentes y eficaces. Sin embargo, presentan numerosas contraindicaciones y, por ese motivo, su uso es problemático.

Así pues, es muy interesante saber que la naturaleza nos ofrece una multitud de plantas medicinales, así como otros remedios, con efecto antiinflamatorio. Además, presentan la gran ventaja de que no conllevan efectos secundarios nefastos. Sin embargo, la medicina natural no se limita a luchar contra los síntomas, sino que también actúa en el terreno que ha permitido su aparición. Por lo tanto, su principal objetivo es suprimir la causa de la enfermedad y, en segundo lugar, actuar de forma antisintomática. Y, por consiguiente, los antiinflamatorios de la medicina natural tienen una actividad constante a través de la corrección en profundidad del terreno como base del tratamiento.

En este libro no trataremos las cuestiones de la refección del terreno y de la destrucción de los microbios responsables de una parte importante de las inflamaciones, puesto que ya las he abordado con detalle en dos libros anteriores.[1]

---

1. *Manuel de détoxication* y *Alternatives naturelle aux antibiotiques*, éditions Jouvence, 2003 y 2004.

El objetivo de este libro es presentar la inflamación desde el punto de vista de la medicina natural, volver a situarla en el cuadro general de los procesos de defensa del organismo y mostrar una selección de antiinflamatorios naturales y no nocivos. En los casos más sencillos, se puede recurrir a la automedicación pero, en caso de problemas graves, o en caso de duda, es imperativo acudir a un médico.

1

Las defensas orgánicas y la inflamación

Los esfuerzos que realiza el organismo para protegerse de un agente irritante o agresivo (microbio, veneno…) suelen ir acompañados de una inflamación molesta o dolorosa. Muchos enfermos desearían no tener que pasar por eso. No obstante, las inflamaciones no sólo acompañan a las reacciones de defensa del organismo; también forman parte de las mismas. Por eso se habla de «reacción inflamatoria», para demostrar el carácter útil y activo que tienen en la defensa del organismo. No se pueden evitar.

Para entender mejor qué son las inflamaciones, debemos abordar tres grandes cuestiones:

1. ¿Por qué el organismo tiene que defenderse?
2. ¿Quiénes son sus agresores?
3. ¿Cómo se defiende?

¿Por qué el organismo tiene que defenderse?

El organismo utiliza distintos procedimientos para defenderse, que están pensados para proteger tanto a las células como a su entorno: el terreno.

Las células del cuerpo humano

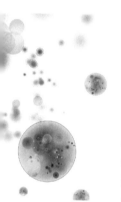

El cuerpo humano es algo extremadamente complejo. Está formado por 50 billones de células. Cada una es de una variedad distinta, dependiendo del órgano o la parte del mismo al cual pertenecen. Cada una tiene su misión, pero la cumple según la lógica que dirige el cuerpo entero. Se conforman con cualquier cosa y también se someten a cualquier cosa. Y esto es indispensable, porque de ello depende el buen funcionamiento del conjunto y su supervivencia.

El cuerpo humano está formado por 50 billones de células

Este conjunto de células que es nuestro cuerpo no puede tolerar células extrañas en su seno, células que se comportan de forma contraria a la armonía general.

De todas las células extrañas que penetran en el organismo, la mayoría se «elimina». Es el caso de las células de los alimentos que comemos. Se descomponen en partículas más pequeñas que acaban integradas en nuestros tejidos.

Por ejemplo, las células que constituyen una verdura o una carne no subsisten como tal. La cocción y la digestión las transforman en elementos simples (aminoácidos, vitaminas…), que a continuación se integran en el organismo o se utilizan como combustible.

Una parte de las células que penetra en nuestro organismo no se «elimina» (o, al menos, no enseguida). Se trata de los microbios; es decir, bacterias, algas, levaduras y parásitos. Algunos de ellos se integran perfectamente en la economía general del organismo, como los que renuevan la flora intestinal. Sin embargo, hay otros que, por sus características, no pueden integrarse con armonía en el cuerpo. No intervienen en el bienestar general y viven, según sus propias necesidades, a expensas o en detrimento del conjunto. Suponen una amenaza para el buen funcionamiento del organismo y, a veces, para su supervivencia. Y el cuerpo debe reaccionar ante sus agresores para protegerse.

El terreno

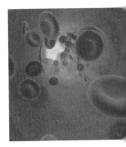

Hablar únicamente de células podría dar una falsa imagen del organismo o una visión demasiado fragmentada del mismo. También debemos hablar del entorno en que se encuentran esas células o, dicho de otra forma, del terreno. Este entorno es líquido y representa el 70 % del peso del organismo. Está formado por cuatro tipos de fluidos distintos:

La sangre representa un 5 % del peso del cuerpo

1. La sangre, un líquido rojo que circula por la red vascular (arterias, venas y capilares sanguíneos), es bien conocida. Representa el 5 % del peso del cuerpo.
2. El suero extracelular envuelve y baña el exterior de las células. Rellena los pequeños espacios o intersticios que las separan, de donde procede el nombre de líquido intersticial. Conforma el entorno exterior de las células, el gran océano en el que se bañan. El suero extracelular es de color blanquecino. Está constituido de plasma sanguíneo; es decir, la parte líquida a partir de la cual se forma la sangre. El color claro o blanco viene determinado por la ausencia de glóbulos rojos.
3. La linfa circula por los vasos linfáticos. Tiene la misma composición que el suero extracelular. Y también es blanquecina. La linfa arrastra del suero extracelular una parte de las toxinas producidas por las células y las conduce hasta la sangre. De hecho, los vasos linfáticos vierten

su contenido en la red sanguínea a la altura de las venas subclavias. La linfa y el suero extracelular representan el 15% del peso del cuerpo.

4. El suero intracelular es el líquido que se encuentra en el interior de las células. Puesto que las células son invisibles al ojo humano, este espacio interior es increíblemente reducido. Sin embargo, si los sumamos, estos espacios acaban formando un volumen de grandes dimensiones. El suero intracelular representa el 50% del peso de nuestro cuerpo. Este líquido es de color blanquecino y su composición también es parecida a la del suero extracelular.

El conjunto de estos líquidos constituye el terreno y representa el 70% del peso del cuerpo. Las células dependen completamente de estos líquidos. Son ellos los que transportan los nutrientes (oxígeno, minerales, aminoácidos…) que necesitan para funcionar. Estos mismos líquidos también transportan los residuos o las toxinas que las células han rechazado hasta los órganos excretores (hígado, intestinos, riñones, piel y pulmones) para que los expulsen del organismo.[2] Por lo tanto, la supervivencia de las células depende de estos líquidos. Si no les llevan todos los nutrientes necesarios, se debilitan y no pueden realizar su trabajo correctamente. Si están saturadas de residuos, se ahogan y los venenos de los residuos las consumen.

> Por lo tanto, no existe una composición ideal del terreno que garantice un entorno óptimo para el buen funcionamiento de las células. Ahora bien, cualquier sustancia que penetra en el terreno modifica su composición y, por consiguiente, influye para bien o para mal en la salud de las células. La influencia será positiva si el organismo puede integrar esas sustancias; es decir, si encuentran su sitio en el cuerpo y la economía corporal. En caso contrario, la influencia será negativa y las células correrán peligro. En este caso, el organismo se verá obligado a reaccionar con más o menos fuerza dependiendo de la peligrosidad de los agresores para neutralizarlos y eliminarlos.

---

2. Del mismo autor, leer *Manuel de détoxication*, Éd. Jouvence, 2004.

¿Quiénes son los agresores del organismo?

Existen numerosos agresores capaces de provocar una reacción de defensa por parte del organismo. Se pueden clasificar en cuatro grupos en función de su origen.

Agresores microbianos

Los microbios, es decir, las bacterias, los virus y las levaduras, son seres vivos con una lógica de funcionamiento propia. Por lo tanto, no tienen su lugar en el organismo humano, puesto que son unos huéspedes extraños que vienen a alterar su funcionamiento (aparte de las bacterias que constituyen la flora intestinal). Cuando se instalan y se multiplican en el organismo, lo agreden de distintas formas.

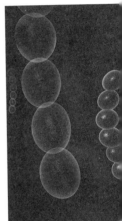

La bacteria estreptococo es una de las causas de la neumonía.

Si bien una parte de los microbios sobrevive en los órganos huecos (intestinos, vejiga…), otra sólo encuentra condiciones de vida favorables en el interior de las células. Para entrar, segregan unas enzimas que atacan la membrana celular. La destrucción de una superficie mínima les permite entrar. Una vez dentro, segregan más enzimas que dividen las grandes moléculas que los rodean en partículas suficientemente pequeñas para ser asimiladas. De este modo, destruyen el núcleo, los orgánulos y el citoplasma para alimentarse de ellos.

Sin embargo, una infección no es obra de un único microbio, sino de miles de microbios del mismo tipo que atacan tejidos enteros. El resultado pueden ser lesiones más o menos extendidas y que alteran el funcionamiento del órgano afectado y, por consiguiente, del cuerpo entero.

Los microbios también atacan al organismo con las toxinas que producen. Como seres vivos, los microbios (excepto los virus) producen desechos y residuos metabólicos como consecuencia normal de su funcionamiento. Lanzan dichos residuos en su entorno directo; es decir, en los tejidos.

Ahora bien, algunas de estas sustancias son tóxicas para el ser humano, incluso en las cantidades mínimas en que se producen. Cuando el torren-

15

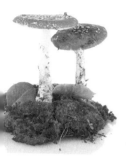

te sanguíneo las transporta hasta otras partes del cuerpo, ocasionan desgastes en su entorno más cercano, pero también en el más lejano. El nivel de toxicidad de estas toxinas no es uniforme. Algunas tienen efectos leves, mientras que los de otras son devastadores.

Agresores químicos

Amanita muscaria está entre los agresores químicos tóxicos.

Las sustancias que penetran en nuestro organismo son de dos tipos. Unas se adaptan a sus necesidades y el cuerpo llega a integrarlas, con lo cual son fisiológicas. Y las otras no forman parte de lo que el organismo debe recibir y no las puede utilizar. El cuerpo no las integra en los ciclos biológicos normales. Cuando acceden al organismo, alteran y ponen en peligro su funcionamiento. En este caso no se trata de microbios, que son seres vivos, sino de sustancias o moléculas diversas que, por sus características, agreden al organismo.

Entre estos agresores químicos están las moléculas del reino vegetal y animal denominadas «venenos» o «tóxicas» para el cuerpo a consecuencia de sus efectos. Estaríamos hablando del veneno de la abeja, la avispa o la serpiente, diversos insectos, hongos venenosos, plantas tóxicas, etc., así como sustancias químicas de distintos orígenes: metales pesados de la contaminación del aire, del suelo y del agua, drogas, vacunas o productos para tratar vegetales (insecticidas, pesticidas…).

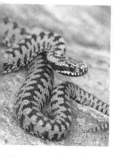

El veneno de la víbora es otro agresor químico.

Los agresores del cuerpo
Los microbios
Los venenos
Los cuerpos extraños
Las toxinas

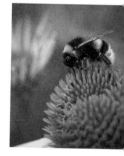

Los alérgenos, como el polen, pueden desencadenar una reacción inflamatoria defensiva.

16

Para las personas alérgicas, los alérgenos (polen, polvo, moléculas de determinados alimentos…) también aparecen en la lista de agresores potenciales, ya que pueden desencadenar una reacción inflamatoria defensiva.

Agresores físicos

Hay varios cuerpos extraños que pueden entrar en nuestro organismo. Al ser extraños, el cuerpo debe defenderse de ellos. Una parte de ellos penetra en el cuerpo desde el exterior, como las astillas que se clavan en la carne, o pequeños trozos de madera, o espinas de erizo de mar o de rosal, o partículas metálicas (estallidos de obuses en casos de conflictos armados). Y otra parte proviene del interior del organismo, como cuando se producen lesiones articulares graves. Con la degradación de los tejidos, algunos trozos de cartílago o de hueso se sueltan. Y a consecuencia de su presencia entre las superficies de contacto de los dos huesos de la articulación, aparecen lesiones y una reacción inflamatoria.

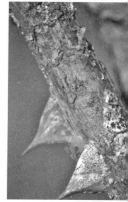

Incluso las propias células muertas del organismo pueden representar una amenaza cuando su presencia es, de repente, muy abundante en los tejidos. Las células mueren constantemente y el cuerpo se deshace de ellas. Sin embargo, a veces muere o se destruye una cantidad excesiva de células y la masa de células muertas resultante sobrepasa la capacidad de evacuación del organismo y se convierte en una amenaza. Un exceso de células muertas puede ser consecuencia de un traumatismo. Un choque violento sobre una parte del organismo rompe o destruye un número más o menos elevado de células.

Ante una herida de espina, el cuerpo tiene que defenderse.

Un caso similar es la destrucción de tejido a causa de una quemadura grave, ya sea provocada por una llama, por un objeto excesivamente caliente, por radiaciones ionizantes (radioterapia y explosión atómica) o incluso por el sol.

Agresores tóxicos

Las toxinas son los residuos generados por el funcionamiento normal del organismo. Mientras aparezcan en pequeñas cantidades, el cuerpo las tolera muy bien. En caso contrario, suponen una agresión para el organismo. Las toxinas provienen, principalmente, de los alimentos que consumimos. El uso de proteínas alimentarias, por ejemplo, produce ácido úrico, urea y creatinina, y el empleo de grasas genera ácidos grasos saturados y colesterol.

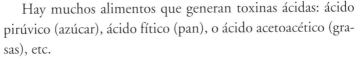

Hay muchos alimentos que generan toxinas ácidas: ácido pirúvico (azúcar), ácido fítico (pan), o ácido acetoacético (grasas), etc.

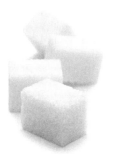

En caso de sobrealimentación, el organismo recibe más sustancias nutritivas de las que necesita, y una parte de ellas queda sin utilizar. Atestan el terreno y, a pesar de ser nutritivas, se pueden considerar toxinas. Es decir, cuando los alimentos fermentan o se pudren en el intestino, producen numerosos venenos (escatol, indol, fenol, ptomaínas…), que son toxinas que envenenan al organismo. Los excitantes como el café, el

El ácido pirúvico del azúcar produce toxinas ácidas. té, el cacao, el alcohol o el tabaco también aportan dosis de toxinas.

La presencia de cierto número de toxinas en el organismo es normal, ya que está preparado para eliminarlas. Mientras su presencia sea en pequeñas cantidades, no suponen ninguna amenaza. Por desgracia, en los tiempos de sobrealimentación en los que vivimos, la producción de toxinas es superior a las capacidades de eliminación de los órganos excretores (hígado, intestinos, riñones, piel y pulmones).

Algunas toxinas no tienen ningún carácter agresivo o irritante. Su presencia en masa únicamente atesta, molesta y congestiona los órganos. Otras, en cambio, son agresivas e irritantes. En una concentración normal en el terreno no dañan a las células. Pero cuando la cantidad aumenta, su carácter corrosivo e irritante se hace notar. En ese caso, pueden agredir e inflamar los tejidos. La gota, por ejemplo, es una inflamación del dedo gordo del pie provocada por un exceso de ácido úrico, una toxina alimentaria. Un exceso de ácidos que provienen de los alimentos provoca muchos eczemas, que luego se eliminan a través del sudor. La sobrecarga de residuos de almidón en los bronquios puede generar una inflamación sin la presencia de ningún microbio.

> **Todo terreno con una alta carga de toxinas sufre una irritación difusa, y es susceptible de manifestarse en una inflamación a nivel de los órganos que peor soportan la carga tóxica.**

¿Cómo se defiende el organismo?

El problema fundamental al que se enfrenta un organismo que se defiende es la presencia de elementos nocivos en él (toxinas, venenos, microbios, alérgenos). En estos casos, el principal objetivo será eliminarlos para protegerse.

Es ampliamente sabido que el organismo se esfuerza constantemente por deshacerse de todo aquello nocivo para su funcionamiento y su supervivencia. Los cinco órganos excretores del cuerpo (hígado, intestinos, riñones, piel y pulmones) filtran permanentemente los residuos y los eliminan de la sangre. A continuación los expulsan, respectivamente, a través de la bilis, las deposiciones, la orina, el sudor y el aire que exhalamos.

Este trabajo de eliminación, que es un mecanismo de defensa, se manifiesta de forma intensa cuando aumenta la sobrecarga de elementos nocivos. Adopta formas muy visibles, incluso espectaculares, aunque no siempre reconocemos en ellas la naturaleza excretora.

Nos referimos a todas las enfermedades catalogadas: granos, bronquitis, urticaria, tos… La alopatía las considera patologías con causas y características distintas. La medicina natural considera que todas tienen la misma causa: una acumulación de toxinas, y sirven para manifestar un mismo esfuerzo: el que realiza el organismo para eliminar los residuos y los venenos que lo amenazan. Las características distintas sólo son consecuencia de las diferentes localizaciones o de la reacción local.

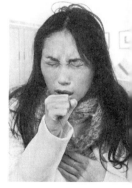

La tos permite deshacerse de un exceso de residuos nocivos para el cuerpo.

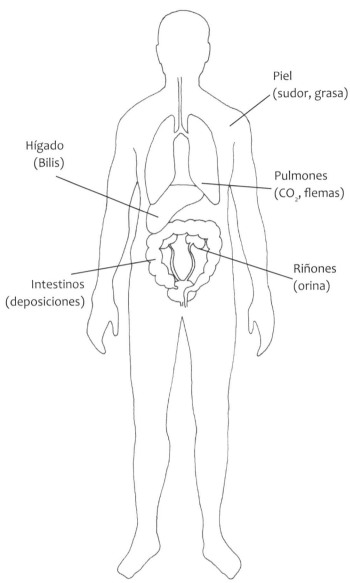

Piel
(sudor, grasa)

Hígado
(Bilis)

Pulmones
(CO_2, flemas)

Riñones
(orina)

Intestinos
(deposiciones)

Los cinco órganos excretores que eliminan toxinas

En medicina natural, como las enfermedades tienen una naturaleza eminentemente excretora, ante todo se consideran crisis de limpieza o de desintoxicación.

La naturaleza fundamentalmente excretora de las enfermedades es muy fácil de observar. A nivel de las vías respiratorias, por ejemplo, la eliminación de toxinas, a las que a veces se añade una infección, se llama sinusitis cuando se localiza en el seno, rinitis cuando se localiza en la nariz, faringitis cuando se sitúa en la faringe, bronquitis cuando se localiza en los bronquios, etc. La impresión general es que se trata de enfermedades sin ningún punto en común, puesto que cada una tiene su nombre. No obstante, todas son la manifestación de los esfuerzos que realiza el cuerpo para eliminar una acumulación de residuos y venenos cuya presencia supone un peligro para él.

Si el organismo se defiende continuamente en un intento por eliminar los elementos nocivos que lo amenazan, las manifestaciones visibles de su actividad variarán con el paso del tiempo. Varían en función de la relación de fuerza entre el invasor (las toxinas, los microbios, los venenos…) y el invadido (el organismo).

Distinguimos cuatro grandes etapas por las cuales pasan los procesos de defensa.

Las cuatro etapas de las defensas orgánicas

Durante las dos primeras etapas, se produce un aumento de la intensidad de las defensas y, durante las dos últimas, un descenso.

Las 4 etapas de las defensas orgánicas	
Cualidad de la reacción	Tipo de enfermedad
leve	malestar
grave	enfermedades graves
crónica	enfermedades crónicas
ausencia de reacción	enfermedades degenerativas

1.ª etapa • Reacción leve (malestar)

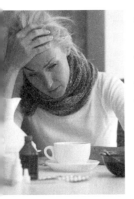

Varios elementos, de uno u otro tipo, alteran el cuerpo. La concentración y el carácter de los mismos son leves. Los inconvenientes de su presencia no son suficientemente importantes para desencadenar una reacción grave. El organismo reacciona, pero de forma leve. Aparecen indisposiciones pasajeras, tensiones nerviosas que no son habituales, insomnio, dolor de cabeza, etc. Todo ello son señales de alarma que nos revelan la aparición de influencias perturbadoras y la lucha que ha iniciado el organismo. Todavía no se puede hablar de enfermedades propiamente dichas, sino simplemente de un malestar.

El dolor de cabeza es una señal de alarma de que algo está perturbando al cuerpo.

Si no se hace nada para suprimir las causas del desorden, éste aumentará y entonces el organismo tendrá que reaccionar con más fuerza, lo que sucede en la siguiente etapa.

2.ª etapa • Reacción grave (enfermedades graves)

En este estadio, el índice de sustancias extrañas aumenta tanto que supera el umbral de tolerancia del organismo. Ya no soporta esa presencia y reacciona con fuerza. El cuerpo se activa con energía para neutralizar, destruir y eliminar las amenazas. Se moviliza el conjunto de las fuerzas vitales del organismo para expulsar al intruso. El resultado es una aceleración general de los metabolismos y los procesos de defensa. Estos esfuerzos se manifiestan de forma visible: erupción cutánea, formación de abscesos, catarros de las vías respiratorias, descomposición, orina fuerte, sudores profusos, etc.

La alopatía considera que estas reacciones defensivas son enfermedades, pero para la medicina natural son crisis de limpieza provocadas por el mismo cuerpo al reaccionar ante una causa que produce una alteración.

Una característica de las crisis graves de limpieza, o enfermedades graves, es que son violentas. La fiebre que suele acompañarlas demuestra la actividad intensa que el organismo despliega para protegerse. Normalmente suelen ser de corta duración. La intensidad de los esfuerzos desplegados permite una rápida recuperación.

3.ª etapa • Reacción crónica (enfermedades crónicas)

Cuando las reacciones graves no tienen éxito, la defensa del organismo tiene que realizarse de forma crónica. Como el organismo no ha podido neutralizar y eliminar los elementos nocivos, éstos se estancan en el terreno y obligan al cuerpo a repetir sus esfuerzos a lo largo del tiempo. Y eso mientras siguen llegando nuevas toxinas.

Las defensas orgánicas tienen que actuar constantemente, puesto que jamás alcanzan su objetivo. Eliminan una parte de las toxinas, pero nunca todas. Y a las que quedan se les suman las nuevas que acaban de llegar. Al sumarse, vuelven a sobrepasar el umbral de tolerancia y fuerzan otra reacción defensiva por parte del organismo. Así, vemos aparecer, cada vez que los elementos nocivos superan el umbral de tolerancia, accesos de eczemas, crisis de asma o dolores articulares.

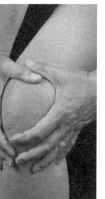

El dolor articular también es una reacción defensiva.

Otra causa de cronicidad son los agentes perturbadores (toxinas alimentarias, microbios…) que siguen entrando en el organismo. Su aporte regular obliga a que el organismo reaccione de forma regular o, dicho de otra manera, de forma crónica. Por ejemplo, el consumo excesivo de alimentos productores de ácido úrico provoca inflamaciones articulares como la gota; la ingesta de alimentos acidificantes da lugar a ciáticas y neuritis; el consumo de alimentos ricos en almidón y azúcar causa los catarros de las vías respiratorias.

Mientras que en el estadio anterior las defensas eran violentas y breves, las reacciones crónicas son menos intensas y se prolongan en el tiempo.

4.ª etapa • Ausencia de reacción (enfermedades degenerativas)

Las reacciones defensivas implican una inversión de energía por parte del organismo. Cuando las reservas energéticas se ven constantemente solicitadas, como en el caso de una enfermedad crónica, acaban por reducirse y, al final, se agotan. De este modo, el organismo puede llegar a un pun-

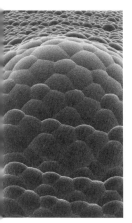

Célula degenerada: la materia viva se desorganiza.

to en el que ya no tenga fuerzas para reaccionar. Ya no es capaz de destruir y eliminar los elementos nocivos que lo agreden.

En ese momento, son posibles todas las alteraciones. La vida celular se va desviando de la normalidad y la materia viva cada vez se desorganiza más. Y todo esto se manifiesta mediante la destrucción de determinados tejidos u órganos (esclerosis, lesiones irreversibles, deformaciones), la aparición de comportamientos aberrantes por parte de las células (cáncer) o la incapacidad del organismo para defenderse como un todo organizado ante agresiones microbianas y virales (sida y deficiencias inmunitarias diversas). Aquí se alcanza el estado de enfermedad degenerativa. El agresor no es destruido, sino que es él quien destruye y desorganiza al organismo.

Estas enfermedades se caracterizan por su baja intensidad (de calor y de fuerza) y por su larga duración. Si en las tres primeras etapas el cuerpo todavía podía defenderse, en esta última no lo hace o lo hace débilmente, lo que puede provocar desbordamientos y degeneraciones.

La reacción inflamatoria

La reacción inflamatoria pertenece a la segunda etapa, a la de las reacciones defensivas graves. En realidad, es un proceso de defensa potente e intenso, casi violento, y generalmente de corta duración. Sin embargo, puede darse el caso de que acabe convirtiéndose en algo crónico, saltando así a la tercera etapa. Veamos los detalles.

Dentro de las reacciones defensivas graves de la segunda etapa distinguimos dos tipos de respuestas. Una se denomina global, porque implica al conjunto del organismo, y la otra se llama local porque se limita a una parte concreta del cuerpo. Es la reacción inflamatoria.

La reacción global

Consiste en una aceleración general de las funciones orgánicas con el fin de neutralizar y eliminar los elementos nocivos. Los órganos excretores

24

intensifican su trabajo de filtro de la sangre y evacuación de las toxinas. El resultado es que el tránsito intestinal se acelera, a veces incluso hasta la diarrea, la orina contiene más residuos y es más fuerte, los pulmones expulsan numerosas flemas, aparecen erupciones cutáneas y se manifiestan sudoraciones diurnas o nocturnas.

La destrucción de las toxinas por oxidación y el buen funcionamiento de los aparatos excretores requieren un gran aporte de oxígeno, lo que conduce a una intensificación del ritmo respiratorio. Dicha aceleración supone, automáticamente, la aceleración del ritmo cardíaco y de la circulación sanguínea. Los intercambios celulares y las combustiones también se intensifican. Todas estas reacciones provocan calor, que a su vez causa un aumento de la temperatura y fiebre.

La reacción local

La reacción defensiva, en lugar de ser global, puede que sólo concierna a una parte limitada y bien circunscrita del cuerpo. Las fuerzas de defensa se concentran únicamente en esta región sin afectar al resto del organismo. Puesto que la reacción es localizada, no implica tanto a las toxinas que, como están repartidas de forma más o menos uniforme por todos los tejidos, requieren una respuesta global. La respuesta local actúa contra agresores menos numerosos, menos potentes y muy localizados, como los microbios o las sustancias tóxicas que penetran en el organismo.

En el caso de las reacciones locales, la respuesta es inmunitaria o inflamatoria.

La reacción inmunitaria es muy precisa y eficaz. El sistema inmunitario analiza con detalle la naturaleza del agresor con el objetivo de aplicar una defensa lo mejor adaptada posible. Primero, localiza exactamente dónde está el agresor. Después, intenta detectar con precisión sus diferentes características para identificar sus puntos débiles. A continuación, y en función de los datos recogidos, activará la producción de glóbulos blancos equipados especialmente para destruirlo.

A pesar de que este sistema de defensa es muy eficaz, tiene un inconveniente, y es que requiere mucho tiempo. La detección y el análisis del

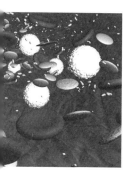

La producción de glóbulos blancos requiere un determinado tiempo antes de convertirse en un sistema de defensa operativo.

agresor, además de la producción de glóbulos blancos adaptados, son procesos largos. Antes de que el sistema de defensa sea operativo, hay que realizar toda una preparación previa. Durante este tiempo, el agresor (un veneno o un microbio, por ejemplo) puede provocar un gran desgaste. Los microbios se instalan y se multiplican de forma considerable antes de que las defensas interrumpan su progresión.

Para evitar los inconvenientes y los peligros de una reacción lenta, el cuerpo dispone de otra forma de defensa local extremadamente rápida. Se puede decir que se pone en marcha de inmediato. Por lo tanto, no hay tiempo de espera ni retrasos. Este sistema de defensa es la reacción inflamatoria, que describiremos con mayor detalle en el siguiente capítulo.

La ventaja de este sistema de defensa, la rapidez, es al mismo tiempo su mayor debilidad. Presenta el inconveniente, por la fuerza de las cosas, de que es bastante general. Al no poderse adaptar específicamente a un agresor concreto, tiene que ir contra todos. Así pues, se trata de un sistema de defensa polivalente, general e inespecífico y, por consiguiente, menos preciso. Como no se adapta al tipo de intruso, nunca se modifica.

Las reacciones globales y locales		
	Reacción global	*Reacción local*
Campo de acción	el conjunto del organismo	parte limitada del organismo
Agresores	toxinas + microbios	microbios
Metabolismos	aceleración general	aceleración local

La reacción inflamatoria es un proceso constante. Siempre activa los mismos mecanismos de defensa. Su rapidez le permite, en el mejor de los casos, no sólo neutralizar y destruir al intruso, sino también detener su expansión y limitar los primeros desgastes que puede ocasionar. Así, el organismo tiene cierto tiempo adicional para preparar un sistema de defensa específico para el intruso. Aunque tiene sus límites, la reacción inflamatoria es uno de los mejores procesos de defensa.

Diferencias entre las reacciones		
	Inmunitaria	*Inflamatoria*
Rapidez *Defensa*	lenta específica	rápida general

Conclusión

Hay muchos agresores (microbios, venenos…) que pueden poner en peligro la supervivencia del organismo. La reacción inflamatoria es uno de los recursos que el cuerpo utiliza para neutralizarlos, destruirlos y eliminarlos.

2

La reacción inflamatoria

Las características fundamentales de la reacción inflamatoria ya las describió el médico romano Aulo Cornelio Celso en 30 a. C. Su descripción fue referencia desde entonces y todavía hoy sigue vigente. Él mismo anuncia las características en su tetralogía: enrojecimiento, tumor, dolor y calor. Son las cuatro manifestaciones de la reacción inflamatoria, puesto que son visibles desde el exterior. Además, corresponden a distintos procesos que tienen lugar en el interior del organismo.

UN POCO DE HISTORIA

Aulo Cornelio Celso vivió en el siglo I a. C. Ciudadano romano, médico y escritor, lo apodaron el Hipócrates romano gracias a la cantidad de conocimientos médicos que enumera y comenta en su obra *De medicina*. Es famoso por su tetralogía sobre los síntomas de la inflamación, así como por haber establecido una clasificación de las enfermedades no en función de sus causas sino de los medios para curarlas: la dieta y la higiene, los fármacos o la cirugía.

Enrojecimiento

Una célula del cuerpo humano no puede defenderse sola ante una agresión de microbios o de sustancias nocivas. Por eso, desde el momento en que es atacada, emite una señal con el objetivo de pedir ayuda. Hoy sabemos que esta señal consiste, principalmente, en la liberación de prostaglandinas que segrega la célula dañada. La respuesta inmediata ante esta petición de auxilio es la dilatación de los capilares sanguíneos que irrigan la región afectada por la agresión.

Los capilares sanguíneos son vasos extremadamente finos. Se suele decir que son como cabellos pero, en realidad, son todavía más finos. Debido a sus reducidas dimensiones, son capaces de acercarse mucho a las células, que también son minúsculas. También se introducen hasta las profundidades de los órganos y los tejidos para irrigarlos.

Mientras los capilares afectados se dilatan, sucede otro fenómeno. Los capilares que están en reposo vuelven a abrirse. Esta noción de «reapertura» de los capilares «cerrados» puede que resulte un poco sorprendente al principio, pero se explica de la siguiente forma.

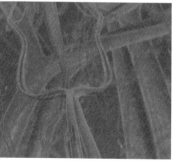

De punta a punta, el conjunto de los capilares constituye una red de irrigación con una longitud de unos 100.000 km. La extensión de esta red es necesaria para irrigar el cuerpo hasta los rincones más lejanos y profundos. Se ha calculado que la superficie de tejido que deben irrigar es de unas 200 hectáreas. La cantidad de sangre necesaria para

Los capilares sanguíneos forman una red de 100.000 km de largo. llenar a la vez toda la red es enorme, pero el cuerpo humano sólo dispone de unos 6 o 7 litros de sangre, una cantidad insuficiente para rellenar todos los capilares a la vez. Por lo tanto, los capilares no están llenos de sangre permanentemente.

Una pequeña cantidad de sangre asegura una irrigación mínima dentro del conjunto del organismo. El resto de la sangre, la mayor parte, está en los capilares de las regiones que más la necesitan; es decir, las que están en plena actividad.

Para gestionar el reparto de la sangre, los capilares se abren para atraer la sangre hacia ellos o se cierran para enviarla a otras regiones. En este caso, ponen la sangre a disposición de otra parte del cuerpo. De este modo, algunos capilares están abiertos en determinado momento y, en otro, están cerrados. Esto explica que cuando digerimos una comida copiosa, no tenemos la concentración necesaria para trabajar y tenemos sueño. A nivel cerebral, los capilares se cierran en parte para poner sangre a disposición de los capilares de los órganos digestivos. Si hacemos pesas mientras estamos haciendo la digestión, digerimos mal porque los capilares del sistema digestivo se vaciarán para enviar la sangre hacia los músculos implicados en el ejercicio.

En caso de agresión, la respuesta inmediata a la solicitud de ayuda emitida por la célula es una intensificación de la circulación sanguínea en la región en peligro. La necesidad de dicha intensificación se explica por el hecho de que la sangre transporta a las células todo aquello que necesitan. Además, la mayor presencia de sangre favorece la nutrición y la oxigenación de las células que luchan contra el agresor. Y también permite una eliminación más rápida y más voluminosa de los residuos tóxicos y los restos microbianos fruto de los combates.

El fuerte aumento del volumen sanguíneo en la zona inflamada supone un cambio de color en la piel, que pasa de ser blanca o rosada a ser roja. Dependiendo de la intensidad de la inflamación, el rojo puede incluso convertirse en escarlata.

La reacción inflamatoria provocada por una picadura de abeja tiñe de rojo toda la zona que rodea la picadura, la piel situada justo encima de una articulación inflamada se pone roja, etc. Este enrojecimiento revela una presencia importante de sangre, que es la señal de que se está produciendo una reacción inflamatoria.

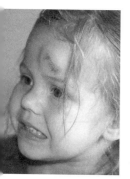

Tumor (o tumefacción)

La dilatación de los capilares aumenta la porosidad de sus paredes, que son del todo capaces de dejar pasar el suero sanguíneo y distintas sustancias a través de las «mallas» de sus membranas. Sin embargo, cuando su superficie aumenta debido a la dilatación, el tamaño de los agujeros de la «malla» también se incrementa. Y así, las paredes de los capilares dejan pasar más plasma sanguíneo hacia los tejidos.

Después de un golpe, se produce una hinchazón: es el chichón.

El paso de plasma es un proceso que no se interrumpe. De hecho, la composición del suero extracelular es idéntica a la del plasma sanguíneo (la parte líquida de la sangre). Para simplificarlo, podemos decir que el suero extracelular es sangre sin glóbulos rojos que, por otro lado, explica su color blanquecino. Al separarse de la sangre y acudir con regularidad a los tejidos, el plasma permite la renovación y la conservación del suero extracelular. Así pues, las células están constantemente rodeadas de una cantidad suficiente de líquido de buena calidad.

Al ser más porosas, las paredes de los capilares permiten que una mayor cantidad de plasma acceda a los tejidos lesionados. El plasma llega y se acumula. Debido a su mayor presencia, los tejidos donde se ha acumulado el plasma se relajan y aumentan de tamaño. Para referirse a esta acumulación, Celso utilizó la palabra tumor.

En la actualidad seguramente hablaríamos de un edema, de una tumefacción o de una hinchazón, no de tumor. En realidad, un tumor es un aumento de volumen debido a la multiplicación de células, no a una mayor presencia de líquido.

En el fondo, el fenómeno que aparece en la parte del cuerpo agredida es bien conocido: una articulación inflamada se llena de líquido y una picadura de abeja supone la hinchazón de la zona afectada por el veneno. Después de un golpe también se produce una hinchazón. Si afecta al tobillo hablamos de un esguince y si afecta a la cabeza, de un chichón.

La formación del edema es la continuación y el complemento del esfuerzo anterior. El aumento de la irrigación sanguínea por parte de los capilares pretende facilitar el transporte y los cambios. Ahora bien, cuando las sustancias que se transportan han cruzado las paredes capilares, todavía tienen que llegar a las células. En tiempos normales, la cantidad de suero extracelular en el que llegan suele ser suficiente.

Cuando los cambios están en marcha para hacer frente al agresor, las posibilidades de transporte también deben ser mayores. Y lo son gracias a la presencia de cantidades de suero más importantes. Como las vías de comunicación no están congestionadas, el transporte de glóbulos blancos, oxígeno y vitaminas hasta el lugar de la agresión es más fácil, como también lo es, en sentido inverso, el transporte de residuos y venenos hacia los órganos excretores.

Además, la acumulación de suero tiene un efecto protector. En caso de inflamación por tóxicos o venenos, la masa líquida diluye las sustancias irritantes. Y, reducirse su concentración, son menos agresivas.

Dolor

Los tejidos donde se acumula el excedente de líquido no son extensibles hasta el infinito. El espacio concedido a las células es limitado y, por lo tanto, el suero adicional ejercerá presión sobre ellas. Las células están comprimidas, cosa que se traduce en una sensación de molestia muy desagradable que incluso puede alcanzar el dolor. Y más aún cuando los nervios sensitivos que atraviesan la zona en cuestión también acaban comprimidos, lo que genera nuevos dolores. Y todavía hay que añadir que, después de la agresión, las enzimas especializadas producen sustancias, como la bradiquinina, cuya función justamente es provocar dolores para avisar a las defensas orgánicas.

El dolor suele ser considerado como algo negativo, como un efecto secundario inútil y desagradable que hay que elimi-

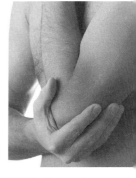

El dolor favorece la inmovilización de la zona afectada.

nar lo antes posible. No obstante, tiene un efecto beneficioso que no suele ser tan conocido. El dolor emite una señal enérgica e imperativa al cuerpo de que existe un problema grave que debe tener en cuenta. Desencadena la movilización de los recursos de defensa y el envío de «defensores» al lugar de la agresión. Eliminar el dolor se convierte en extinguir la señal de alarma. Está claro que es indispensable atenuar los dolores demasiado intensos, pero eliminarlos completamente puede ser contraproducente.

> **Un médico que quería comprobar los efectos del dolor hizo que le colocaran una barra de hierro ardiendo en cada antebrazo para obtener dos quemaduras de la misma superficie e intensidad. Después, hizo que le anestesiaran un brazo para eliminar el dolor en esa extremidad. La otra quemadura siguió su curso sin ningún cuidado, y con mucho dolor. Sin embargo, cicatrizó mucho más deprisa que la zona anestesiada, porque nadie había interrumpido la señal de alarma.**

Otro efecto beneficioso del dolor es que favorece la inmovilización de la zona afectada. De forma instintiva, intentamos no mover la región que duele para evitar aumentar el dolor. Como no se estira ni se tensa, permanece protegida de cualquier estrés añadido.

Los picores fruto de una inflamación, como los propios de una picadura de insecto o de una insolación, entran en la categoría de dolor. Sin embargo, no son dolorosos, sino sólo molestos. Son el resultado de la agresión a los tejidos por parte del intruso en la base de la inflamación o de los esfuerzos del cuerpo para evacuar toxinas y sustancias irritantes a través de la piel.

Calor

El aumento de la temperatura en la región afectada se debe a la intensa actividad. La circulación de la sangre es intensa, la combustión de las toxinas es alta, los cambios celulares se aceleran y aumenta la eliminación de residuos. Además, distintos tipos de glóbulos blancos luchan contra los microbios, que se defienden.

Toda esta actividad genera calor, que sufre el individuo en cuestión. A veces, también puede percibirlo una tercera persona que ponga la mano sobre la zona afectada, como una articulación inflamada, por ejemplo. Este aumento de la temperatura se puede calificar como fiebre local. Es beneficiosa, como la fiebre que afecta a todo el cuerpo.[3]

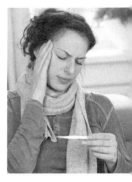

La fiebre interviene como defensa del organismo.

Ciertamente, la fiebre es la expresión del trabajo de defensa que realiza el organismo, una consecuencia, pero también la desencadenan y mantienen de forma voluntaria las defensas orgánicas. En realidad, el calor estimula los cambios, la circulación sanguínea y todos los procesos fisiológicos. Y del mismo modo que el químico calienta el contenido de la probeta para facilitar la combinación de sustancias no miscibles a temperatura ambiente, el organismo también aumenta la temperatura para que funcione mejor. O, en el caso que nos ocupa, para defenderse mejor.

Aparte de los fenómenos de defensa descritos en la tetralogía de Celso, hay otros procesos que se activan ante una reacción inflamatoria.

Limpieza

Una reacción inflamatoria es un combate que deja numerosos restos y residuos. Es imperativo eliminarlos para no atestar a los tejidos, cosa que reduciría las posibilidades de defensa de las células.

Estos residuos tienen distintos orígenes. Principalmente, se trata de restos de microbios muertos, células destruidas por el agresor y glóbulos blancos que han sucumbido durante el combate. Son residuos de pequeñas dimensiones, pero al ser muchos, se suman y acaban representando una masa considerable. Entre los residuos también están las sustancias segregadas por los glóbulos blancos, así como las que producen los micro-

---

3. Del mismo autor, *La fiebre, tu gran aliada*, Obelisco, Barcelona 2010.

bios para defenderse. Cuando la reacción inflamatoria no es a causa de una infección, los residuos que hay que eliminar están constituidos por las toxinas o los venenos que han desencadenado la reacción y los cadáveres de las células destruidas.

Estos distintos residuos constituyen una masa más o menos fluida que denominamos pus, como, por ejemplo, el pus de un grano, de un absceso o de una herida. Cuando esta eliminación se produce mediante una mucosa, los residuos se mezclan con las propias secreciones de la misma. Son las flemas viscosas que expectoran los pulmones en caso de bronquitis o que se expulsan por la nariz en caso de rinitis o sinusitis. En caso de colitis, son las mucosas filamentosas y gelatinosas que acompañan a las deposiciones. El término *catarro* designa las secreciones abundantes de dichos residuos a través de las mucosas.

Reparación

Al final de la reacción inflamatoria, los tejidos están libres de residuos, venenos y restos, pero todavía no se han reparado.

Durante la agresión, los tejidos se han visto más o menos dañados. Hay algunas células muertas que hay que sustituir. Otras están heridas y tienen que repararse. Y puede que haya brechas en las paredes de los capilares sanguíneos, las mucosas o las membranas serosas, es decir, la capa protectora de los órganos.

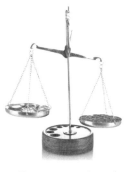

Estas reparaciones únicamente se pueden realizar gracias a un intenso trabajo que se ve favorecido y mantenido por la aceleración de los metabolismos desencadenada por la reacción inflamatoria. Aparte de los procesos metabólicos normales, también se genera, entre otras cosas, una producción rápida de fibrinógeno para fabricar las tramas necesarias en los tejidos. También se fabrican proteínas especiales para la reparación y cicatrización de las lesiones, para cerrar las heridas, producir células nuevas y reconstruir los tejidos.

Para reparar, primero hay que intentar recuperar el equilibrio.

La aceleración de la circulación sanguínea y de los metabolismos en general favorece estas actividades reparadoras. A veces, para soportarlas, se construyen nuevos capilares sanguíneos; mejoran la irrigación de los tejidos afectados.

> **La intensificación de los metabolismos necesaria para las reparaciones de tejidos también se puede lograr, con un fin terapéutico, mediante la práctica de una actividad deportiva suave, como por ejemplo la marcha al aire libre.**

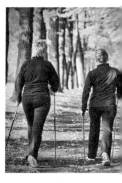

La práctica de una actividad deportiva suave, como la marcha, favorece las reparaciones de tejidos.

Así pues, la intensificación de los procesos fisiológicos en caso de reacción inflamatoria es beneficiosa tanto para los procesos de defensa como para los de reparación. Si todo va bien, la reacción inflamatoria desaparece y los tejidos afectados vuelven a su estado normal. Se cierra un círculo que acaba con las células en su estado normal.

Las defensas

Lo que acabamos de describir es lo que puede suceder en el mejor de los casos. Sin embargo, a veces la reacción inflamatoria no basta para destruir al agresor (microbios o toxinas), que continúa agrediendo y poniendo en peligro a los tejidos. El organismo debe seguir con la lucha y se ve obligado a desplegar recursos más potentes.

Hasta ahora, los glóbulos blancos implicados no eran específicos o, dicho de otra forma, no estaban especializados en la destrucción de microbios concretos, sino en general. Estos glóbulos blancos eran los neutrófilos y los macrófagos.

- Los neutrófilos están permanentemente en la sangre. Sin embargo, penetran en los tejidos que tienen que defenderse gracias a la porosidad desarrollada por los capilares sanguíneos de la zona agredida. Cuando están en el lugar de la infección, segregan sustancias tóxicas que, al entrar en contacto con los microbios, los destruyen.
- Los macrófagos se comportan de otra forma. Como su nombre indica, son de grandes dimensiones (macro) y tragan o ingieren (fago) a sus

víctimas. Gracias a sus grandes dimensiones, no se contentan con tragarse a uno o dos microbios, sino que se comen a centenares de una vez. Después los matan con las sustancias tóxicas que segregan para «digerirlos».

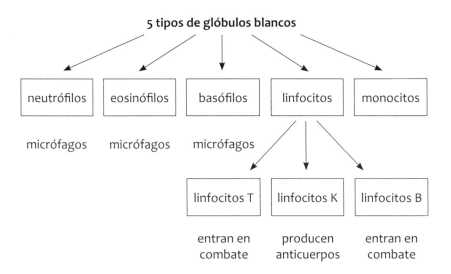

Si la acción no específica de estos glóbulos blancos no basta, el organismo recurrirá a los glóbulos blancos especializados, de la gran familia de los linfocitos, para aumentar la potencia de las defensas.

Estos linfocitos especializados se producen específicamente para un agresor en concreto. Los principales son los linfocitos T citotóxicos. Matan a los microbios envenenándolos con la ayuda de sustancias tóxicas. Los otros, los linfocitos K (la K procede de *killer,* «asesino» en inglés), los destruyen con la ayuda de enzimas que atacan las paredes y los órganos de los microbios.

Los linfocitos T y K tienen que desplazarse hasta los microbios para poder, gracias al estrecho contacto, envenenarlos o destruirlos. Sin embargo, hay otros linfocitos capaces de actuar desde la distancia. Son los linfocitos B, que producen sustancias destructoras denominadas anticuerpos, que llegan hasta los microbios a través del torrente sanguíneo y, después, del suero extracelular.

Los mediadores de la inflamación

La movilización y la coordinación de todos estos «soldados» del sistema inmunitario no se realizan solas. Las órdenes y las instrucciones se dan en forma de sustancias denominadas «mediadores de la inflamación». Son varios centenares. Los producen las células agredidas y los distintos tipos de glóbulos blancos implicados en la defensa a medida que la reacción inflamatoria evoluciona. Los primeros actúan sobre los segundos que, a su vez, actúan sobre otros en una cadena de reacciones en cadena.

> La función de los numerosos mediadores es desencadenar, mantener y propagar las reacciones inflamatorias de defensa, pero también controlar dichas reacciones para frenarlas o interrumpirlas cuando han logrado su objetivo. Así pues, existen tanto mediadores aceleradores como mediadores interruptores de la inflamación.

La actividad de estos dos tipos de mediadores debe culminar en una recuperación armoniosa de la salud. Ahora bien, puede suceder que esta colaboración no funcione. La producción de mediadores antiinflamatorios no es tan sencilla.

Entonces, no se frena la acción de los mediadores favorables a la inflamación. La reacción antiinflamatoria continúa más allá de su objetivo y, en consecuencia, los recursos agresivos que utiliza para destruir los microbios o venenos también agreden a los tejidos. Hay células que mueren y no se sustituyen mientras que otras son agredidas. El resultado es una irritación y una destrucción de los tejidos no únicamente por parte de los microbios y los venenos, sino también de los propios recursos de defensa.

Conclusión

Cuando una reacción inflamatoria se mantiene durante demasiado tiempo, sobrepasa su objetivo. Los recursos agresivos que utiliza para destruir los microbios también destruyen células sanas del cuerpo. Y entonces la inflamación pasa de beneficiosa a perjudicial. Para solucionar este inconveniente, recurrimos a los antiinflamatorios.

3

Las enfermedades con inflamación

NOTA

A pesar de que todas las enfermedades infecciosas generan una inflamación de la zona infectada, todas las inflamaciones no se deben a una infección. También pueden estar provocadas por sustancias tóxicas de origen químico, vegetal o animal. Asimismo hay otras sustancias que, sin ser tóxicas, y cuando se presentan en una gran concentración, irritan los tejidos. Las toxinas producidas por el propio organismo forman parte de este último grupo como, por ejemplo, los numerosos ácidos (úrico, pirúvico…).

La influencia de las toxinas en las inflamaciones suele subestimarse. Sin embargo, la presencia excesiva de toxinas constituye un fondo inflamatorio agresivo para los tejidos en sí mismo, fondo al que se suman los efectos agresivos de los microbios o las toxinas.

Ahora vamos a analizar las distintas enfermedades que se caracterizan por la inflamación. La lista que proponemos no es exhaustiva. Son muchas porque cualquier órgano o tejido puede desencadenar una reacción inflamatoria para protegerse de una agresión.

Sólo presentaremos los casos más habituales. En cada caso, explicaremos en qué consiste la enfermedad y cómo se manifiestan los síntomas típicos de la inflamación (enrojecimiento, tumor, dolor y calor). También destacaremos si la inflamación es fruto de la presencia de sustancias irritables o de una infección.

Las enfermedades caracterizadas por una inflamación suelen terminar con el sufijo –itis, como otitis, rinitis, cistitis, etc. Sin embargo, hay un pequeño número de patologías que son una excepción, aunque también sean de origen inflamatorio. Por ejemplo, la fiebre del heno, el edema de Quincke…

Las inflamaciones pueden afectar a zonas más o menos extensas del cuerpo. Una picadura de insecto afecta a una zona muy pequeña, una bronquitis, a una zona mediana y una urticaria, a una zona muy extensa. La reacción inflamatoria puede ser aguda o bien crónica.

La presentación de las enfermedades que proponemos está clasificada por partes del cuerpo (boca, articulaciones…) o por sistema orgánico (digestivo, respiratorio…).

Una enfermedad inflamatoria mal curada puede conllevar consecuencias graves. Las que presentaremos a continuación ilustran nuestro objetivo, pero eso no significa que el enfermo pueda curarlas todas sin la ayuda de un profesional.

El ojo y sus enfermedades

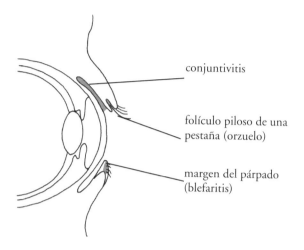

conjuntivitis

folículo piloso de una
pestaña (orzuelo)

margen del párpado
(blefaritis)

Conjuntivitis

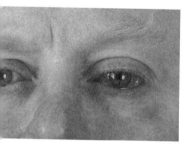

El color rojo de la conjuntiva es sintomático de la conjuntivitis.

La conjuntiva es la membrana lisa y transparente que recubre la superficie exterior del globo ocular y la cara interna de los párpados. La inflamación de la conjuntiva suele deberse, normalmente, a sustancias irritantes: polvo en las regiones donde sopla mucho viento, humo de tabaco o alérgenos en caso de personas con alergias. A veces, está causada por los bacilos. Únicamente en este caso es contagiosa.

El síntoma de inflamación más visible es el color rojo que adoptan la conjuntiva y los párpados. Los párpados se van hinchando y los ojos lloran constantemente. Esta producción más elevada de lágrimas se justifica para poder diluir las sustancias irritantes. El síntoma del dolor se manifiesta en el globo ocular o mediante picor y escozor en los párpados.

Blefaritis

La inflamación se produce en el borde del párpado, en el margen, donde nacen las pestañas. Los síntomas son similares a los de la conjuntivitis.

Orzuelo

El orzuelo es una inflamación de pequeñas dimensiones. Aparece por la infección de una glándula sebácea del ojo; es decir, del folículo piloso de una pestaña. A pesar de ser pequeña, está situada en un lugar repleto de terminaciones nerviosas, con lo cual genera una molesta sensación de picor. La zona adquiere un tono rojizo y se hincha en una especie de grano de donde saldrá pus.

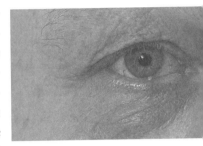

El orzuelo, una inflamación de pequeñas dimensiones.

El oído y sus enfermedades

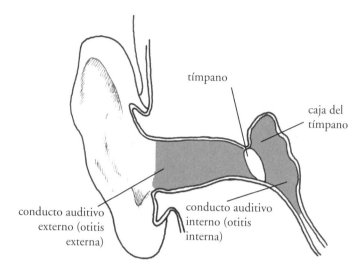

tímpano

caja del
tímpano

conducto auditivo
externo (otitis
externa)

conducto auditivo
interno (otitis
interna)

Otitis

La inflamación tiene una causa infecciosa o aparece después de una irritación (aparato auditivo…). En la otitis externa, afecta al conducto auditivo y al tímpano, mientras que, en la otitis interna, la zona afectada es la caja del tímpano, es decir, la parte más profunda del oído. En ambos casos, las mucosas están de color rojizo. Se hinchan y presentan acumulación de líquido y de pus. Los dolores son intensos y la fiebre puede alcanzar los 39,5 ºC.

Atención. La otitis debe tratarla un terapeuta competente.

La boca y sus enfermedades

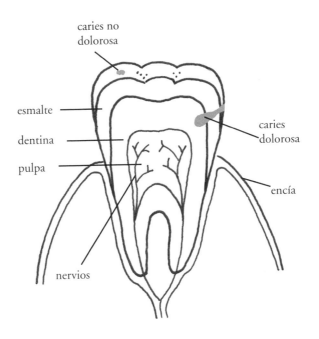

caries no dolorosa

esmalte

dentina

pulpa

nervios

caries dolorosa

encía

Caries dental con dolor de dientes

La caries es una cavidad que se forma en el interior de un diente. El agujero se hunde desde el exterior hacia el interior y de la superficie hacia las profundidades. Puede ser más o menos profunda. Si únicamente afecta a la superficie del diente, al esmalte de protección, no será dolorosa porque allí no hay terminaciones nerviosas. Cuando llega a las capas inferiores, a la dentina y a la pulpa, aparece el dolor porque estas zonas sí que tienen terminaciones nerviosas.

El dolor de dientes es la señal de que existe una inflamación de la pulpa y de la dentina o, dicho de otra forma más sencilla, de la «carne» del interior del diente. Los capilares que irrigan esta región se dilatan. Reciben más sangre y oxígeno. Sin embargo, el espacio donde aparece el edema es estrecho y limitado por la parte dura del diente. El estado de con-

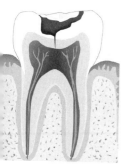

gestión resultante provoca un dolor inmediato, porque los nervios sensitivos no sólo están irritados, sino también comprimidos.

Las causas de las caries son sustancias irritantes, una parte de las cuales se genera por la fermentación o putrefacción de partículas de alimentos escondidas entre los dientes; la otra parte proviene de los ácidos de los alimentos, que atacan a los dientes y los desmineralizan. La presencia de ambos factores ofrece un medio propicio para el desarrollo y la multiplicación de microbios que, asimismo, atacan al esmalte.

Una caries es una cavidad que se forma dentro de un diente.

Gingivitis

La gingivitis es una inflamación de las encías, que son la mucosa que se adhiere a la parte inferior de los dientes y recubre el hueso al cual están fijados. A veces, pequeñas partículas de alimentos se acumulan entre los dientes, se pudren y producen microbios que infectan la encía. La infección también puede tener una causa externa. Un microbio cuyo objetivo es la encía se instala allí y se multiplica. Penetra en el entorno bucal a través de los alimentos o del contacto con un objeto infectado (un vaso, por ejemplo). En este último caso, la inflamación no se manifiesta únicamente por la hinchazón de la encía, el enrojecimiento y los dolores, sino también por la formación de pequeñas úlceras amarillas por toda la superficie.

Parodontitis

Es un estado inflamatorio más grave que el de la gingivitis. La agresión de las toxinas y los microbios no permanece en la superficie, sino que se introduce en el diente y la encía. Como resultado, la encía no se adhiere a los dientes, se ahueca y se retira. Este fenómeno suele describirse como «los dientes se descalzan». La degradación de la encía va acompañada de la inflamación de la misma. Enrojece, se hincha y duele. Entre los dientes y la encía se forma pus.

Glositis

La inflamación puede que no afecte a las encías sino a la lengua; en tal caso, hablaremos de glositis. Las causas son infecciosas. La lengua enrojece muchísimo, quema, se hincha y duele.

Estomatitis

Cuando la inflamación afecta al conjunto de la boca hablamos de estomatitis. Los síntomas son una suma de los de la gingivitis y la glositis.

Aftas

Las aftas son consecuencia de un virus. Aparecen con la formación de una vesícula llena de líquido, que luego revienta y aparece una úlcera dolorosa rodeada de una zona roja. Suelen aparecer en las encías, la lengua o la cara interna de los labios.

El aparato digestivo y sus enfermedades

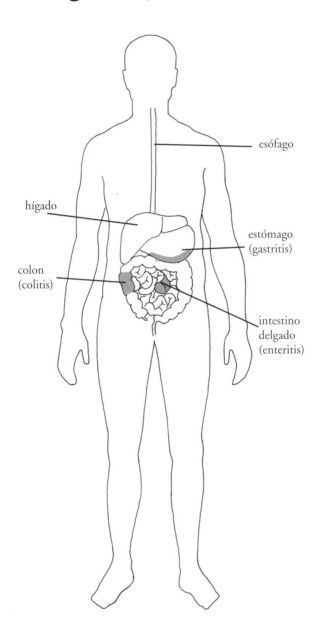

esófago

hígado

estómago
(gastritis)

colon
(colitis)

intestino
delgado
(enteritis)

Gastritis

La gastritis es una inflamación del estómago. Como los jugos gástricos son muy ácidos (pH 2), son muy agresivos e irritantes. No obstante, a la mucosa gástrica no le afecta porque segrega un moco protector que evita que los ácidos entren en contacto con ella.

Si se produce una inflamación en el estómago, esta mucosa se debilita; les suele suceder a las personas inquietas o estresadas. Un consumo excesivo de alimentos fuertes, como alcohol, café, té, zumo de naranja, especias, etc., también contribuye, igual que la sobrealimentación y los alimentos poco masticados. La inflamación del estómago también se origina por un abuso de la aspirina. A veces, también tiene un origen microbiano. Normalmente, la agresión microbiana se debe a una bacteria, *Helicobacter pylori*, que suele localizarse en el estómago.

Hepatitis

La inflamación del hígado se debe a una infección vírica catalogada con las letras A, B y C, dependiendo del virus responsable. El color amarillo que adquiere la piel se debe a la bilirrubina, un pigmento amarillo presente en la bilis. En caso de inflamación, el hígado se congestiona de sangre. La tumefacción del órgano afectado reduce el conducto de los canales biliares. El tránsito normal de la bilis se ve alterado y ésta se estanca. La bilirrubina abandona las vías biliares y se introduce en el torrente sanguíneo, desde donde se distribuye por todo el organismo. La piel y la esclerótica del ojo se vuelven amarillas.

Atención: la hepatitis es una enfermedad grave que debe ser atendida y supervisada por un médico.

Colecistitis

Es la inflamación de la vesícula biliar, la pequeña bolsa que recoge y concentra la bilis que secreta el hígado, con la finalidad de poder segregarla en cantidades importantes ante el consumo de alimentos grasos. La irritación de las mucosas de la vesícula tiene su origen en la presencia de cálculos. La tumefacción de las mucosas disminuye las posibilidades de que la bilis pueda salir de la vesícula. Se estanca y puede pudrirse y transformarse en pus. El enfermo resulta muy sensible a las presiones ejercidas sobre este órgano y al consumo de alimentos grasos. Provoca dolor.

Enteritis o cólico del intestino delgado

El intestino delgado es un tubo de varios metros de largo situado después del estómago. La inflamación de las paredes del intestino puede tener como origen una infección microbiana o el veneno presente en alimentos en mal estado (marisco, huevos…). El dolor es el síntoma más manifiesto de la inflamación. Puede incluso obligar al enfermo a doblarse a causa del dolor. Las mucosas del intestino se congestionan y segregan más mucosidad de la normal, cosa que contribuye a la licuefacción de las deposiciones (diarrea). Cada alimento que el enfermo consume cae sobre las paredes inflamadas como sobre una herida. La irritación provoca espasmos y calambres.

Gastroenteritis (gripe intestinal)

Esta inflamación afecta, al mismo tiempo, al estómago y al intestino delgado. Se caracteriza por los dolores y los calambres. La hipersecreción de mucosidad provoca diarrea. El enfermo también puede vomitar. Esta inflamación, que se suele llamar «gripe intestinal», está provocada por un virus.

Las mucosas inflamadas del colon provocan la colitis.

Colitis

El colon, o intestino grueso, es la parte final del aparato digestivo. Mide entre 1,5 y 2 metros. En caso de infección o contacto prolongado con sustancias tóxicas, las mucosas del colon se inflaman. Las sustancias irritantes suelen provenir de la putrefacción del bolo alimenticio.

Las mucosas se hinchan y enrojecen. Se produce una hipersecreción de mucosidad para protegerse de la agresión; ésta más tarde aparece en las deposiciones, que suelen ser muy líquidas, de aspecto diarreico. Dependiendo del caso, el dolor se manifiesta con más o menos intensidad.

Apendicitis

El apéndice es un pequeño conducto cerrado que se sitúa en un extremo. Tiene el tamaño de un dedo y se encuentra en un extremo del ciego; es decir, en la parte del colon que encontramos inmediatamente después del intestino delgado. Por tanto, está en la parte inferior derecha del estómago.

La inflamación es fruto de la obstrucción del apéndice y la ulceración de las mucosas. Está provocada por la presencia de alimentos o de sustancias irritantes. A pesar de que la apendicitis no es de origen infeccioso, puede provocar una infección grave, cuyo resultado incluso puede ser la perforación de las paredes. A través de esta abertura, la infección se comunica con el peritoneo, la bolsa en la que se encuentran todos los órganos digestivos (peritonitis).

El apéndice y la zona de alrededor se inflaman y son extremadamente sensibles a la presión. Los dolores son intensos.

Atención: en caso de apendicitis,
hay que acudir urgentemente a un médico.

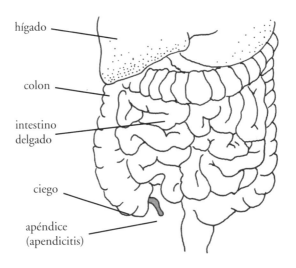

hígado

colon

intestino
delgado

ciego

apéndice
(apendicitis)

Diverticulitis

A veces, la presión que las deposiciones ejercen sobre las paredes de la parte inferior del colon puede ser demasiado intensa, como en los casos de estreñimiento.

Bajo el efecto de la presión, la pared puede ceder en las regiones más débiles y formar una hernia o, dicho de otra forma, una pequeña bolsa que se llama divertículo. Se comunica con el colon, pero los intercambios no se realizan de forma correcta. Algunas partículas alimentarias pueden entrar, pero no salir. El contenido se estanca en el interior, se infecta y agrede a las paredes del divertículo. El resultado es una inflamación muy dolorosa en el bajo vientre.

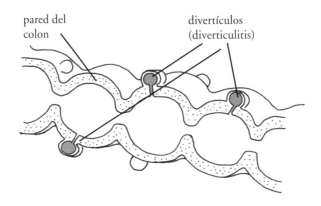

pared del
colon

divertículos
(diverticulitis)

Las vías respiratorias altas y sus enfermedades

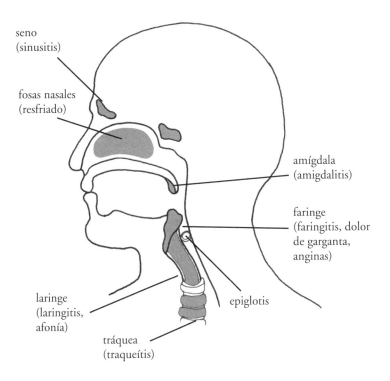

seno
(sinusitis)

fosas nasales
(resfriado)

amígdala
(amigdalitis)

faringe
(faringitis, dolor
de garganta,
anginas)

laringe
(laringitis,
afonía)

epiglotis

tráquea
(traqueítis)

Sinusitis

Los senos se encuentran en el interior de los huesos de los pómulos y la frente. Son cavidades llenas de aire. Al estar vacías, reducen el peso de la bóveda craneal y sirven de caja de resonancia para la voz. Los senos están conectados con las fosas nasales mediante estrechos conductos. El aire circula con facilidad, pero también los microbios responsables de las infecciones de las fosas nasales. Su paso por los senos extiende la infección hasta estos órganos y provoca una inflamación. Las sinusitis no son únicamente infecciosas. Pueden acumularse residuos y toxinas e irritar las mucosas que recubren los senos. Dichos residuos y microbios proceden de las fosas nasales cuando se llenan.

El origen de la inflamación de los senos, pues, es la agresión de las mucosas por parte de los microbios y las toxinas. Evidentemente, el tono

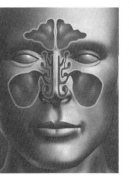

Seno frontal y senos maxilares.

rojizo que adquieren no es visible desde el exterior, pero la hinchazón es obvia y se manifiesta mediante una sensación de congestión en los senos. Otra consecuencia es la inflamación de los conductos, que reduce el diámetro. El pus provocado por los restos de microbios y toxinas no se puede evacuar con facilidad hacia las fosas nasales. Se estanca y contribuye a la cronicidad de este problema.

Los dolores provocados por la inflamación se manifiestan con cefaleas y punzadas que aumentan de intensidad cuando sacudimos o bajamos la cabeza. Las sinusitis agudas suelen ir acompañadas de fiebre; es decir, de calor.

Resfriado (rinitis o coriza)

En términos médicos, la infección e inflamación de las fosas nasales constituyen una rinitis, aunque se suele preferir el término resfriado porque es más habitual.

Las fosas nasales, que van desde las narinas hasta la parte posterior de la cavidad bucal, están recubiertas de una mucosa pegajosa que retiene las partículas de polvo y los microbios que transporta el aire que inhalamos. Al instalarse en ellas y multiplicarse, los microbios agreden dichas mucosas.

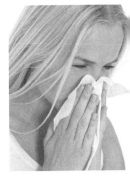

La tumefacción de las mucosas resultante disminuye el flujo de aire y complica la respiración. La nariz está «tapada», congestionada, pero es un estado que no dura. El líquido acumulado en los tejidos fluirá en cuanto las lesiones que los virus han provocado en la mucosa sean demasiado graves. A ese líquido se suma todo el moco segregado por todas las glándulas especializadas en reaccionar ante las agresiones y las infecciones. El número de pañuelos desechables que se utilizan en determinados resfriados da fe del volumen de fluido.

El resfriado: nariz tapada y goteo nasal.

En su origen, la palabra griega *rheuma* significa «agua que fluye», y describe exactamente lo que sucede cuando alguien está resfriado, que le gotea la nariz. Cuando hablamos de catarro nos referimos a un resfriado más fuerte.

En caso de resfriado, no hay dolores propiamente dichos. No obstante, sí que pueden manifestarse sensaciones de ardor, en ocasiones incluso intensas. Con el flujo de sangre, la nariz se enrojece.

Faringitis (dolor de garganta o anginas)

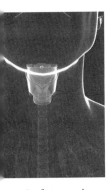

La faringe es un conducto que se halla detrás de las fosas nasales y la cavidad bucal. Permite que el aire que la nariz inhala descienda hacia los pulmones y que los alimentos se desvíen hacia el esófago. Por tanto, es el cruce entre las vías respiratorias y las digestivas.

La faringe es lo que comúnmente llamamos garganta. En términos médicos, la inflamación de la faringe se llama faringitis, pero en el lenguaje popular se llama dolor de garganta o anginas. La principal causa es infecciosa.

La faringe es lo que comúnmente conocemos como garganta.

La inflamación de la faringe provoca que las mucosas adquieran una tonalidad rojiza. Se suele aprovechar esta característica para facilitar el diagnóstico de una infección de este órgano. Por eso se pide a los enfermos que abran la boca y digan «a», para poder observar el fondo de la boca. El enrojecimiento también lo puede observar el propio enfermo con la ayuda de un espejo.

Con la inflamación y la acumulación de líquido en los tejidos, la faringe se hincha, con lo que la deglución es difícil y dolorosa. Esta dificultad queda patente en el término anginas, que proviene del latín y significa «estrangular», «cerrar la garganta». Además, el fondo de la garganta pica y da la sensación de que está rasposo. El calor provocado por la inflamación se manifiesta de forma local, aunque también de manera general en forma de fiebre.

Atención: las anginas con estreptococos o estafilococos son peligrosas. En ambos casos, la fiebre es muy alta o dura muchos días. Es necesario acudir a un médico.

Rinofaringitis

La inflamación se extiende de la nariz a la faringe.

Fiebre del heno

Véase el apartado de alergias.

Amigdalitis

Las amígdalas son pequeñas glándulas formadas por tejidos linfáticos. Sirven para defender al organismo contra las infecciones que provienen de la boca y de la nariz. Las amígdalas están situadas en el cruce de estas dos vías de acceso al cuerpo, justo en la intersección de la laringe y la parte posterior de la boca. Si abrimos mucho la boca, las podemos ver al fondo, a derecha y a izquierda.

Las amígdalas sufren especialmente durante la infancia, puesto que en los niños se infectan con más frecuencia. Al ser una especie de ganglio linfático, su función también es filtrar el excedente de toxinas. En caso de una fuerte intoxicación, estas glándulas trabajan de forma más activa, lo que provoca que se inflamen.

Cuando las amígdalas se inflaman, se hinchan y complican la respiración. El niño suele respirar por la boca en lugar de por la nariz. Tiene tendencia a mantener la boca abierta. Las amígdalas enrojecen y se pueden observar puntos amarillentos de pus. Es frecuente tener dolor de garganta y de oído.

Laringitis (afonía)

La laringe es un tubo situado entre la faringe y la tráquea, al mismo nivel que las cuerdas vocales. Por consiguiente, es el órgano esencial de la fonación. En caso de infección microbiana, agotamiento vocal o contacto con productos irritantes (humo de tabaco, alcohol…), la laringe se inflama. Los síntomas son los mismos que en las demás enfermedades propias de las vías respiratorias altas: enrojecimiento, tumefacción que complica la deglución, dolor y, a veces, fiebre. Sin embargo, aquí hay que añadir un debilitamiento de las cuerdas vocales que provoca ronquera y afonía.

Traqueítis

La tráquea es la continuación del tubo que inicia la laringe. Conduce el aire hasta los bronquios. Se inflama en caso de infección y está dolorida y sensible.

Las vías respiratorias bajas y sus enfermedades

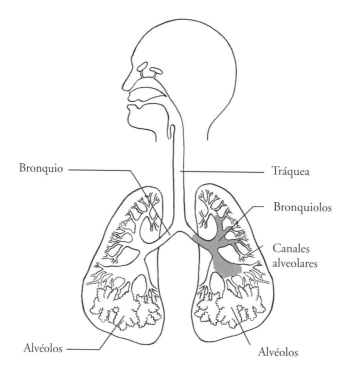

Bronquio

Tráquea

Bronquiolos

Canales alveolares

Alvéolos

Alvéolos

Bronquitis

En el extremo inferior de la tráquea, el tubo que conduce el aire hasta los pulmones se divide en dos ramales: los bronquios. Cada uno se divide en cinco bronquios secundarios y, después, en 50-80 bronquiolos más pequeños, que conducen hasta los alvéolos, donde el oxígeno pasa a la sangre y el gas carbónico a los pulmones.

> Los bronquios y los bronquiolos son como las ramas de un árbol, que cada vez se van ramificando más, aunque en los extremos, en lugar de hojas, están los alvéolos.

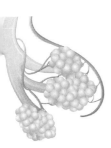

En los alvéolos se produce el paso del oxígeno a la sangre y del gas carbónico a los pulmones.

Normalmente, la inflamación de los bronquios y los bronquiolos se produce por los microbios que penetran hasta los mismos, transportados por el aire inhalado. No obstante, las bronquitis no siempre son infecciosas. Algunas se deben a la acumulación de residuos y toxinas o a irritaciones provocadas por el polvo o el humo del tabaco.

La destrucción de los tejidos por parte de los microbios y los restos de los mismos forma pus desde el principio de la inflamación. Además, se le añade el moco segregado por las glándulas de las mucosas bronquiales con el objetivo de protegerse de la agresión microbiana. Todo junto forma las flemas que más tarde expectoraremos. Al principio, éstas son poco abundantes, aunque espesas. A medida que la infección y la reacción inflamatoria progresan, van aumentando en cantidad, aunque la consistencia es más fluida.

A consecuencia de la inflamación, los bronquios se vuelven muy sensibles y duelen, especialmente al toser, que es el esfuerzo que el cuerpo realiza para eliminar los residuos que atestan los bronquios y los bronquiolos. También aparece una fiebre leve.

En ocasiones, la infección también puede descender hasta los límites de la red de los bronquiolos y alcanzar los alvéolos. En este caso, la inflamación afecta al conjunto de los pulmones y se denomina bronco-neumonía. Si la bolsa protectora de los pulmones se ve afectada, se denomina pleuritis.

Atención: ante cualquiera de estos dos últimos casos, es indispensable seguir un tratamiento médico.

Asma

Véase el apartado de las alergias.

Los vasos sanguíneos y sus enfermedades

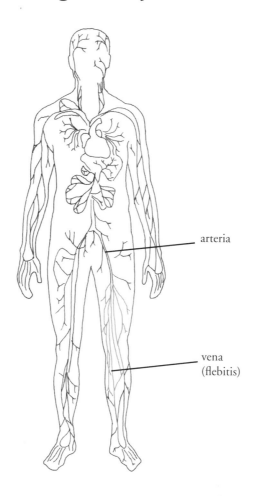

arteria

vena
(flebitis)

Flebitis

Para poder circular con facilidad, la sangre debe tener cierta fluidez y los vasos sanguíneos deben carecer de abscesos que reduzcan el espacio disponible para que la sangre se desplace. Si las toxinas que lleva la sangre la espesan, circula más despacio por los vasos con un diámetro reducido por los abscesos. Pero puede que la sangre se espese demasiado y se coagule. Entonces, se forman los abscesos que bloquean en parte la vena, que re-

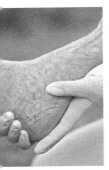

sulta agredida por la sangre estancada y se inflamará. Las flebitis más frecuentes aparecen en las piernas, que es por donde a la sangre venosa le cuesta más circular porque debe luchar contra la gravedad para ascender hasta el corazón.

Una flebitis en las piernas se manifiesta con dolores locales intensos y en la ingle de la extremidad afectada. Si la vena es visible, podremos ver el color rojizo que adopta. En el tobillo suele aparecer un edema.

Mala circulación venosa.

Arteritis

La inflamación de las arterias también afecta con más frecuencia a las extremidades inferiores. Las causas y los síntomas son los mismos que en la flebitis.

Hemorroides

Las hemorroides son varices de las venas del ano y el recto. Pueden aparecer sin que exista la más mínima inflamación. Sin embargo, a causa de la dilatación de la vena y de la forma enroscada que adopta, la circulación de la sangre puede ser más lenta. Las sustancias irritantes que la sangre transporta están más tiempo en contacto con las paredes de los vasos y las agreden. El resultado es un estado inflamatorio con las venas hinchadas y dolorosas.

Los riñones, la vejiga y sus enfermedades

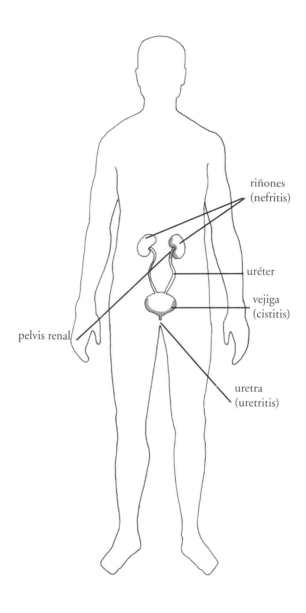

riñones
(nefritis)

uréter

vejiga
(cistitis)

pelvis renal

uretra
(uretritis)

Nefritis

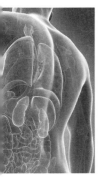

La infección e inflamación de los riñones se debe a los microbios. La palabra *nefritis* no suele utilizarse sola; normalmente va acompañada de un segundo término que define qué parte de los riñones está afectada. Así, hablamos de glomerulonefritis para la inflamación de los glomérulos (la unidad de filtro), de tubulonefritis para la inflamación de los túbulos (tubos para la eliminación de la orina) o de pielonefritis para la inflamación de la pelvis renal (lugar de recogida de la orina).

En caso de tener inflamación en los riñones, hay que consultar con un médico.

Los microbios responsables de la inflamación provienen de un órgano infectado situado en otra parte del organismo. Por ejemplo, de la vejiga en el caso de una cistitis mal curada, o de la garganta en caso de anginas.

Al inflamarse, las mucosas de los riñones se hinchan y reducen el espacio de los conductos por donde se elimina la orina. Aparecen dolores lumbares.

Atención: una inflamación de riñones puede tener consecuencias graves. Es obligatorio acudir a un médico.

Cistitis

Es la inflamación de las mucosas que recubren el interior de la vejiga. Normalmente viene acompañada de la inflamación de la uretra. La causa de las cistitis es una infección.

Los microbios se fijan a las paredes de la vejiga y se multiplican. Su presencia, así como las toxinas que segregan, agreden a las mucosas, que enrojecen y están muy sensibles. Soportan mal la presión que ejerce la orina acumulada en la vejiga. Cada vez que se acumula una pequeña cantidad de orina, el enfermo siente unas ganas irrefrenables de orinar. En la zona del bajo vientre aparecen ardores y dolores que aumentan en el momento de la micción. Se congestiona toda la zona pélvica. A veces la fiebre puede acompañar a la infección.

Atención: una cistitis que dura más de tres días tiene que ser tratada por un médico.

Algunas cistitis se deben a un terreno muy ácido. La concentración de ácidos en la orina hace que ésta sea muy agresiva. La consecuencia es una inflamación dolorosa y ardores, sin infección.

Uretritis

La uretra es el canal a través del cual la orina sale de la vejiga para ser evacuada del organismo. En caso de inflamación, que habitualmente se debe a una infección, el extremo enrojece. Las micciones provocan ardores intensos y fuertes dolores. El conducto se congestiona y sale pus. A menudo suele aparecer una fiebre leve.

Las articulaciones, los músculos, los tendones y sus enfermedades

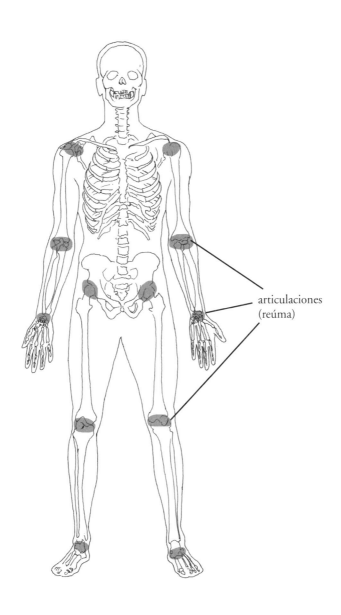

articulaciones
(reúma)

Artritis (reúma)

La artritis es la inflamación de una articulación. En el lenguaje común se suele hablar de reúma.

Existen diversos tipos de artritis o de reúmas distintos, según la articulación afectada y el nivel de afectación. Sin embargo, independientemente de cuál sea la articulación afectada, la inflamación se manifiesta de forma similar. Las causas de la inflamación son la presencia de toxinas en general y, en particular, ácidos. A veces también puede ser infecciosa. La articulación afectada se inflama.

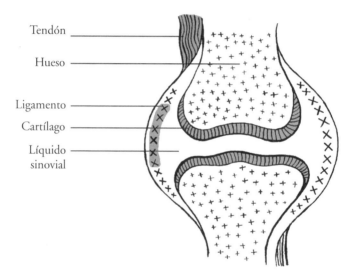

Tendón
Hueso
Ligamento
Cartílago
Líquido sinovial

La hinchazón es visible desde el exterior. La articulación, por ejemplo la rodilla, aumenta de tamaño debido a una acumulación de líquido en los tejidos que la rodean. En el interior del espacio interarticular, o bolsa sinovial, también aparece un exceso de líquido. La piel que se encuentra justamente encima de la articulación afectada enrojece y está caliente al tacto. La mayor sensibilidad de las distintas partes de la articulación (las caras óseas en contacto, los ligamentos, la membrana sinovial, etc.) provoca los dolores, que pueden ser continuados o puntuales, cuando movemos la articulación.

> La palabra *reúma*, que se suele utilizar en lugar de artritis, procede del griego y significa «hinchazón».

Lumbago y tortícolis

> Las inflamaciones que trataremos a continuación afectan a los músculos, no a las articulaciones: los músculos del cuello en caso de tortícolis y de la parte baja de la espalda en el lumbago. Suelen aparecer más a menudo en personas con un terreno ácido.

La concentración en ácidos de los sueros celulares que irrigan los músculos también los irrita. Por tanto, para que aparezca la inflamación basta con que el nivel de ácido aumente después de un esfuerzo físico más intenso o mantenido durante demasiado tiempo. Un movimiento brusco, una posición poco habitual de la nuca o de la espalda, o un contacto prolongado con algo frío también son causas desencadenantes.

En los casos de tortícolis y lumbago, los músculos se congestionan y sufren espasmos. Cada movimiento provoca dolores intensos.

Tendinitis o codo de tenista

Los músculos están unidos a los huesos mediante una especie de «cuerdas» que llamamos tendones. Después de un esfuerzo físico mantenido y de la producción de toxinas ácidas resultante, el tendón puede inflamarse. Suele suceder cuando el terreno ya es ácido. Por ejemplo, cuando uno juega al tenis, deporte que exige mucho a los codos. El resultado puede ser una inflamación de los tendones de dicha articulación, conocido como «codo de tenista».

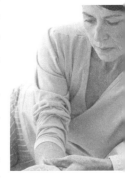

Las tendinitis se localizan a menudo en las muñecas y los tobillos.

Sin embargo, las tendinitis también pueden localizarse en muñecas y tobillos si están sobrefatigados después de una actividad física continuada (un uso excesivo de las tijeras de podar, correr en la playa, demasiadas horas trabajando con el ratón…).

El tendón inflamado duele mucho e impide que la extremidad afectada pueda moverse. La zona afectada incluso puede enrojecerse e hincharse un poco. Al estar provocadas por las toxinas ácidas, las tendinitis no son infecciosas.

Gota

La gota es una inflamación brusca y violenta. A menudo suele afectar a la articulación del dedo gordo del pie. Está provocada por la irritación, que genera una gran concentración de ácido úrico en la articulación. El dedo gordo duele mucho. El paciente no soporta ni siquiera el peso de las sábanas de la cama. El dedo se hincha y enrojece. A veces produce fiebre.

Neuritis

Los nervios debilitados por sustancias agresivas (microbios, ácidos, toxinas…) o por un traumatismo (un golpe, frío…) se inflaman. La zona inflamada del nervio está sensible y duele. Se congestiona ligeramente y, a veces, enrojece. Puede tratarse de un nervio óptico, facial, intercostal o de la oreja.

Ciática

Normalmente, la inflamación del nervio ciático está provocada por una vértebra desplazada que lo pinza. El dolor resultante es muy intenso. Aparece en la nalga y desciende por la pierna hasta el pie, porque es el trayecto que describe el nervio en cuestión. Un terreno ácido y cargado de toxinas aumenta la irritación del nervio. Limita la libertad de movimientos.

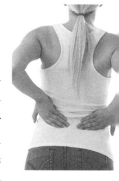

El dolor de la ciática puede ser muy fuerte.

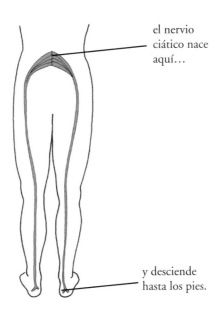

el nervio
ciático nace
aquí…

y desciende
hasta los pies.

La piel y sus enfermedades

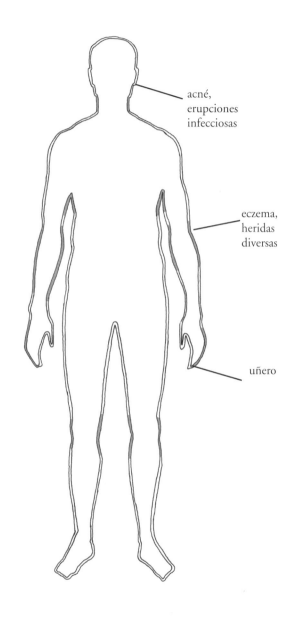

acné,
erupciones
infecciosas

eczema,
heridas
diversas

uñero

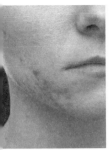

Cuando el sebo no se llega a eliminar, aparece la infección: es el acné.

Acné

Las glándulas sebáceas segregan sebo. A veces, éste se oxida en la salida de la glándula y se endurece. El resultado es un punto negro que impide que el sebo salga al exterior. El sebo retenido y las células que mueren se acumulan y provocan una infección, que inflama la glándula y la zona de alrededor, que se hinchan. El resultado es la formación de un grano rojo, lleno de pus, caliente y, en algunos casos, doloroso.

Eczema

La piel se inflama cuando está en contacto con sustancias irritantes de origen interno (ácido, toxinas…) que elimina a través del sudor o que, a pesar de provenir del exterior, entran en contacto con ella (productos químicos…). La piel se cubre de placas rojas debido al flujo de sangre en la región afectada. Respecto al resto del cuerpo, la zona de las placas se hincha. Está llena de pequeñas vesículas (bolsas) llenas de un líquido espeso. Cuando dicho líquido supura, se seca al entrar en contacto con el aire y forma costras. La piel pica y está caliente.

> **La mayor parte de los eczemas no tienen una causa externa, sino interna: el exceso de toxinas ácidas que el organismo intenta eliminar a través de la piel.**

Erupciones infecciosas

Ciertas enfermedades infecciosas, como las infantiles (sarampión, rubeola, varicela, escarlatina…) provocan erupciones cutáneas muy características. La piel se inflama porque expulsa, a través de las glándulas, numerosas sustancias tóxicas e irritantes: células muertas, restos de mi-

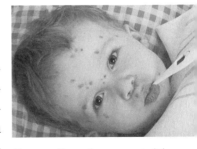

Esta erupción cutánea es característica del sarampión.

crobios, toxinas de los microbios y residuos metabólicos. Las erupciones son rojas, se hinchan, están calientes y pican.

Picadura de insecto

El veneno que acompaña a las picaduras de las abejas, las avispas y otros insectos, así como los microbios que depositan en el momento de la picadura, agreden la piel. La irritación resultante desencadena una inflamación de la zona afectada. Se hincha y forma un grano o edema. La zona enrojece, duele, está caliente y pica.

Heridas superficiales

Las pequeñas heridas superficiales (excoriaciones, rasguños…) se inflaman debido a los deterioros provocados en la piel, que se hincha, enrojece y está sensible. Si algún microbio entra en la herida, la infección acaba formando pus.

Uñero

Es la infección de un extremo del dedo. Es fruto de una herida causada por un objeto puntiagudo y sucio que introduce veneno o microbios en la carne. La inflamación deja el dedo rojo, hinchado, caliente y con mucho dolor.

Las alergias

Fiebre del heno o rinitis alérgica (y alergias al polvo, al pelo, etc.)

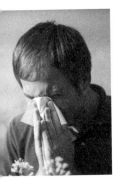

Cuando el polen entra en contacto con las mucosas nasales de una persona alérgica, se inicia la inflamación.

La fiebre del heno es de origen alérgico. No es infecciosa, al contrario que la rinitis habitual que hace estragos en invierno. Como indica su nombre, la fiebre del heno está provocada por sustancias irritantes que provienen de los vegetales, y más en concreto del polen de algunas flores, gramíneas o árboles. En el caso de las personas alérgicas, el contacto del polen con las mucosas nasales desencadena una fuerte reacción inflamatoria en la nariz que, a menudo, suele extenderse a los ojos.

El enrojecimiento de las mucosas se ve, en primer lugar, en los ojos, porque las pupilas adoptan el color característico de la inflamación. La hinchazón afecta tanto a la mucosa nasal como a los ojos. La acumulación de líquido en los tejidos que ha provocado la hinchazón enseguida causa una secreción de líquido anormalmente elevada. La nariz gotea abundantemente y los ojos lloran en exceso. Las partes del rostro implicadas se hinchan. La reacción inflamatoria no es dolorosa, pero provoca picores intensos que incitan al individuo a estornudar de forma violenta y repetida o a frotarse los ojos. Las mismas reacciones son posibles con otras alergias, como al polvo o al pelo de los animales.

Asma

En el asma, la reacción inflamatoria se manifiesta a nivel de los bronquios. Se inflaman a causa de sustancias irritantes, alérgenos o una acumulación de toxinas. La reacción inflamatoria reduce el diámetro interior de la red. De hecho, los capilares sanguíneos situados en las paredes de los bronquios aumentan de diámetro, y de volumen, lógicamente. Ocupan más espacio de lo normal, lo que disminuye la luz de los bronquios. La hipersecreción de mocos en el interior de los bronquios, para protegerlos de las sustancias irritantes, sólo consigue reducir todavía más la amplitud respiratoria. Y a esto se añaden la congestión y los espasmos de los músculos responsables de la dilatación y la constricción de los bronquios.

El resultado es que, a veces, al enfermo le cuesta que el aire llegue hasta los pulmones y sufre un ataque de asma. Tiene la impresión de que se está ahogando. Los bronquios, bloqueados por los espasmos, le impiden introducir y expulsar el aire con normalidad. La dificultad para oxigenarse provoca el pánico y las fases de sofocación culminan en fuertes ataques de tos.

Urticaria

La urticaria es una reacción inflamatoria alérgica durante la cual algunas zonas de la piel se cubren de unas manchas rosadas parecidas a las provocadas por una picadura de ortiga.

Las placas rojas son las que más destacan. Son el foco de una desagradable sensación de quemadura y picor. Desaparecen al cabo de unas horas, pero pueden volver a aparecer en cualquier parte del cuerpo.

Edema de Quincke

Se trata de una reacción inflamatoria alérgica que provoca la hinchazón de zonas concretas. Las partes del cuerpo con mayor probabilidad de verse afectadas son los párpados, la cara, la lengua y la garganta. En estos últimos dos casos, existe peligro de estrechamiento del conducto necesario para que el aire penetre en los pulmones.

Atención: si la lengua o la garganta se ven afectadas hay que contactar de inmediato con un médico.

Los órganos sexuales y sus enfermedades

Micosis genital (candidiasis)

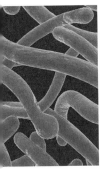

Los hongos y las levaduras responsables de las micosis son los microbios. Cuando colonizan las mucosas de los órganos genitales femeninos o masculinos generan una inflamación como en cualquier otro caso de infección microbiana.

Una levadura responsable de numerosos casos de micosis es la *Candida albicans*. Las mucosas sobre las que se desarrolla se ven agredidas por su presencia y por los tóxicos que produce. Enrojecen y se hinchan. La inflamación va acompañada de picores y de una sensación de ardor.

El hongo Candida albicans *es el responsable de numerosos casos de micosis.*

Prostatitis

La próstata es una glándula situada debajo de la vejiga de los hombres. Con la edad, tiene tendencia a aumentar de tamaño (hipertrofia), lo que reduce el diámetro de la uretra. El flujo de la orina es más lento, cosa que puede provocar infecciones. En tal caso, la próstata se inflama. Se hincha y las micciones son más complicadas y dolorosas. Puede aparecer fiebre.

Fiebre

Para concluir esta presentación de las enfermedades con inflamación, todavía tenemos que hablar de la fiebre. La fiebre, como la que cualquiera puede tener durante una gripe, por ejemplo, es en sí misma una reacción inflamatoria. No obstante, no se limita a una región del cuerpo, sino que se manifiesta en el conjunto. Los cuatro grandes síntomas de la inflamación están presentes. La piel de una persona febril enrojece, algo que se puede observar fácilmente en el rostro y el tórax. El enfermo se hincha un poco, puesto que el organismo retiene todo el líquido que recibe. En realidad, al principio, la eliminación de líquido a través del sudor y la orina es escasa. El líquido retenido reduce la concentración de residuos en contacto con las células y permite una mayor circulación de glóbulos blancos en los tejidos. La sudoración empieza justo después del pico de fiebre.[4] El cuerpo de una persona febril está dolorido. El cuarto síntoma de la inflamación, la elevación de la temperatura, también está presente, obviamente.

Conclusión

Las enfermedades inflamatorias se caracterizan por los cuatro grandes síntomas: enrojecimiento, tumoración, dolor y calor. Estos síntomas adoptan formas ligeramente distintas dependiendo del órgano donde se inicia la inflamación, pero siempre están todos presentes.

---

4. Para más información, véase *La fièvre, une amie à respecter*, del mismo autor, Éditions Jouvence, 2008 (*La fiebre, tu gran aliada*, Obelisco, Barcelona, 2010).

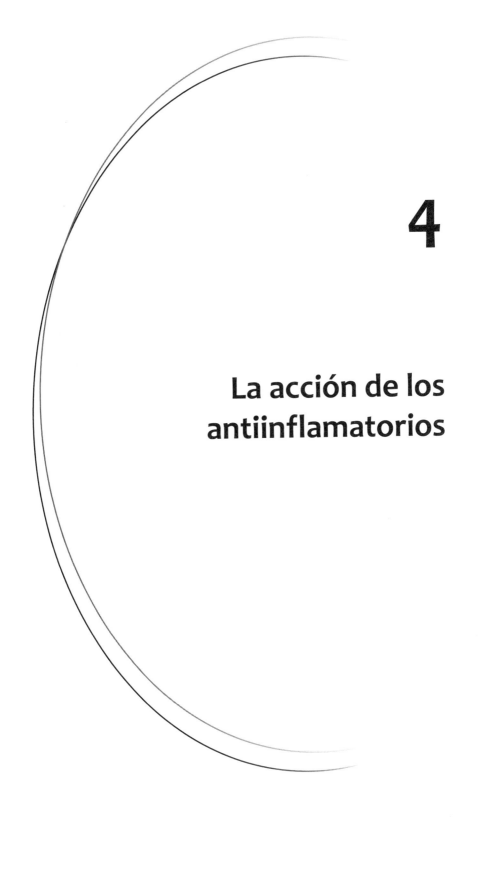

4

La acción de los antiinflamatorios

Los antiinflamatorios son remedios capaces de reducir, o incluso suprimir, las reacciones inflamatorias. Disminuyen las manifestaciones excesivas y, así, alivian los dolores del enfermo. Para comprender cómo actúan, es necesario entender la bioquímica de las inflamaciones y hablar, en particular, de un mediador fundamental de este proceso defensivo: las prostaglandinas.

> Un mediador es una sustancia que posee la facultad de desencadenar una reacción precisa en el organismo.

Las prostaglandinas (PGE)

En cuanto una célula se ve agredida, libera (entre otras sustancias de las que no hablaremos para no complicar demasiado el tema) dos tipos de prostaglandinas.

Las primeras se denominan prostaglandinas de la guerra. Gracias a su acción mediadora, los capilares sanguíneos de la región agredida se dilatan, aumenta su permeabilidad y, de este modo, el suero sanguíneo accede a los tejidos en grandes cantidades para formar el edema. Estas prostaglandinas también favorecen la transmisión de las señales de dolor que informan a las defensas orgánicas de la agresión.

> Como su nombre indica, las prostaglandinas de la guerra desencadenan y preparan la reacción defensiva del organismo. Sin embargo, no se trata de una defensa pasiva, sino de una defensa activa y agresiva, puesto que los glóbulos blancos atacarán y lucharán contra el invasor. Las prostaglandinas despiertan, agitan y ponen en estado de ebullición los sistemas de ataque con los que el organismo agrede al enemigo para destruirlo.

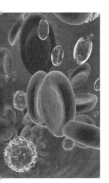

Transporte de prostaglandinas por parte de la sangre.

No obstante, cualquier combate implica grandes desgastes, tanto en una guerra entre humanos (con numerosas víctimas y heridos, destrucción de viviendas, caminos…) como en el interior del organismo (destrucción de células, glóbulos blancos, lesiones de tejidos…). Por tanto, un conflicto no puede ser eterno. Si se alarga demasiado, el resultado son desgastes importantes. Alguien debe poner freno a los procesos de ataque y destrucción que produce el organismo.

Y esta responsabilidad incumbe a un segundo tipo de prostaglandinas, las llamadas prostaglandinas de la paz. Su actividad consiste en contraer los capilares sanguíneos y disminuir su permeabilidad, cosa que reduce el edema. También limita la transmisión de las señales de dolor.

La acción de las prostaglandinas de la paz pretende atenuar, calmar e interrumpir la reacción inflamatoria. Dan pie a los procesos típicos de los tiempos de paz: construcción y reparación. Se corresponden con la convalecencia y el retorno al estado de salud.

Acción de las prostaglandinas		
	de la guerra	*de la paz*
Capilares	se dilatan	se contraen
Permeabilidad	aumenta	disminuye
Edema	se forma	se reabsorbe
Trasmisión de las señales de dolor	favorecida	frenada

La acción de las prostaglandinas de la paz es contraria a la de las prostaglandinas de la guerra. Mientras que las últimas tienen una acción proinflamatoria, las primeras tienen una acción antiinflamatoria. Sus modos de actuar opuestos son útiles para el organismo, porque le permite controlar y dosificar la reacción inflamatoria o, dicho de otra forma, velar para que los procesos defensivos no se alarguen demasiado y vayan seguidos, en tiempo útil, por los procesos de reparación.

Inflamación aguda y crónica

Normalmente, la producción de las prostaglandinas de la guerra va seguida, con cierto margen, de la producción de prostaglandinas de la paz. La efervescencia defensiva ha conseguido su objetivo y el sistema defensivo puede volver a descansar. En un caso así, hablamos de inflamación aguda. Se caracteriza por el tiempo limitado de la duración, un límite que viene impuesto por una presencia suficiente de prostaglandinas de la paz para contrarrestar los efectos defensivos que ya son inútiles.

Aunque a veces se instala un desequilibrio entre esas dos fuerzas opuestas y eso lo aprovechan las fuerzas defensivas que se manifiestan durante demasiado tiempo. El organismo no consigue frenarlas a través del intermediario de las prostaglandinas de la paz y superan los límites. Las células de los tejidos inflamados están heridas, o muertas. Los tejidos sufren lesiones y se esclerosan. Los dolores relacionados con el proceso inflamatorio perduran y hacen que el enfermo sufra más tiempo del necesario. En este caso, estamos frente a un caso de inflamación crónica.

Ante una inflamación aguda, es necesario utilizar antiinflamatorios para calmar el dolor que siente el paciente. Ante una inflamación crónica, ésta permite proteger los tejidos ante la destrucción y alivia eficazmente los dolores.

Las causas de las inflamaciones crónicas son múltiples. A menudo, la causa es que las fuerzas protectoras del organismo, que dependen de las prostaglandinas de la paz, son demasiado débiles ante las de ataque, que dependen de las prostaglandinas de la guerra. También es posible que no se haya eliminado del todo la causa de la inflamación; el organismo todavía no ha neutralizado la infección, el veneno o el alérgeno. Su presencia mantiene la reacción defensiva. Otro motivo es que el terreno está demasiado cargado de toxinas y las fuerzas defensivas se movilizan contra ellas y los desgastes que ocasionan en la región afectada.

> Independientemente de la causa, un proceso inflamatorio que se prolonga o que se desarrolla de forma demasiado intensa acaba siendo nocivo para el organismo. Éste tiene que frenarlo para protegerse y aliviarse. Los antiinflamatorios son los remedios que se utilizan para este fin.

Las causas de la inflamación crónica
Déficit de prostaglandinas de la paz
La infección que ha provocado la inflamación persiste
No se han neutralizado los venenos y los alérgenos
Sobrecarga de toxinas

INFLAMACIONES CRÓNICAS Y CÁNCER

La cronicidad de las inflamaciones puede, a la larga, desembocar en un cáncer. En realidad, en los casos de inflamación crónica, el organismo está constantemente soportando agresiones por parte del agente causal (microbio, veneno, toxina...), pero también por parte de las prostaglandinas de la guerra. Y aunque es posible que todo acabe en la destrucción total de la célula, también puede que sólo acabe herida levemente. En determinado número de casos esta herida afecta al material genético de la célula, que se altera y puede provocar una multiplicación anárquica de la célula, lo que genera el desarrollo de un tumor. No obstante, esto

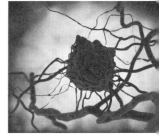

La cronicidad de las inflamaciones puede conducir, a la larga, a un cáncer.

únicamente es posible si el terreno degradado lo consiente y si el sistema inmunitario es demasiado débil.

Las medidas preventivas para evitar esta escalada consisten en cuidar con eficacia las inflamaciones crónicas. El camino para conseguirlo no es únicamente tomar antiinflamatorios, sino también suprimir la causa desencadenante de la inflamación.

Protocolos de acción generales de los antiinflamatorios

Teniendo en cuenta la función de las prostaglandinas en casos de inflamación, la terapia antiinflamatoria puede proceder de dos formas:

— o bien intenta bloquear la producción de prostaglandinas de la guerra (de las que hay un exceso);
— o bien intenta aumentar la producción de prostaglandinas de la paz (que es insuficiente).

La primera medida se realiza con la ayuda de los antiinflamatorios. En la medicina natural, esa ayuda serán plantas, mientras que en la medicina alopática serán la aspirina y la cortisona. El uso de estos remedios bloquea la producción de prostaglandinas de la guerra gracias a determinadas sustancias que contienen.

La consecuencia es que se contrarrestan las reacciones de defensa. La producción de glóbulos blancos se ve frenada, e incluso interrumpida. La vasoconstricción de los capilares y la reducción del edema obstaculizan su paso hacia las células. Como no tiene combatientes, la reacción inflamatoria se interrumpe. El conflicto se desactiva y los dolores y las destrucciones desaparecen. Sin embargo, hay que destacar que este objetivo no se consigue de forma natural, gracias a la acción de las prostaglandinas de la paz producidas por el organismo, sino por un aporte externo de sustancias bloqueadoras.

La segunda medida, aumentar la producción de prostaglandinas de la paz, no se consigue con medicamentos, sino con la alimentación. Se trata de aportar, en las cantidades suficientes, los nutrientes indispensables para la producción de prostaglandinas de la paz: omega 3. Cuando aumentan en número, las prostaglandinas de la paz se oponen a las fuerzas inflamatorias destructoras. La consecuencia es que la inflamación desaparece.

La terapia antiinflamatoria	
Los dos aspectos	*Los dos medios*
bloquear las prostaglandinas de la guerra	plantas (aspirina, cortisona)
aumentar las prostaglandinas de la paz	aporte de omega 3

Breve historia del descubrimiento de los antiinflamatorios

Desde tiempos inmemoriales, los seres humanos han utilizado antiinflamatorios en forma de plantas medicinales. Aunque no conocieran los protocolos de acción a nivel bioquímico, estaban perfectamente informados de su eficacia. Y entre todas las plantas que usaban, hay dos que destacan: el sauce blanco y la reina de los prados.

El sauce blanco

En el año 5000 a. C., en Mesopotamia, los sumerios utilizaban hojas de sauce blanco para curar varios dolores, lo que demuestra su conocimiento

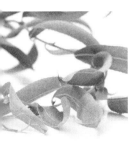

de las propiedades antiinflamatorias de dicha planta. Se ha encontrado la receta de la decocción que preparaban en varias tablas de arcilla. Un papiro egipcio del año 1500 a. C. también describe las propiedades y el uso del sauce blanco. En la China antigua se recomendaba la misma planta para los mismos usos. Hipócrates, el padre de la medicina, que vivió en el siglo IV a. C., recomendaba un preparado de corteza de sauce blanco para combatir los dolores reumáticos y la fiebre, dos indicaciones de remedios antiinflamatorios.

> **El efecto febrífugo es una consecuencia del efecto antiinflamatorio. Al reducir la intensidad de los metabolismos necesarios para las reacciones defensivas, los antiinflamatorios reducen la producción de calor y, por tanto, de fiebre. No debemos olvidar que la fiebre es una reacción inflamatoria general.**

Durante el primer siglo de nuestra era, Dioscórides, un médico y botánico griego y autor de un tratado donde presentaba más de 500 plantas medicinales, preconizaba las hojas de sauce blanco maceradas en vino contra los dolores lumbares. Galeno, un médico que vivió en el siglo II, que trabajaba en Roma y está considerado el mejor médico de la Antigüedad, también utilizaba el sauce blanco. Afirmaba que pocos medicamentos tenían tantos posibles usos como esta planta.

El sauce blanco no sólo era conocido en Europa y Asia, sino también en el continente americano. Numerosos pueblos primitivos amerindios lo usaban: algunas tribus de California contra los dolores de espalda y los pimas de Arizona contra la fiebre.

El sauce blanco se siguió utilizando durante la Edad Media, y en la actualidad se sigue empleando con frecuencia en medicina natural. El doctor Jean Valnet (1920-1994), también conocido como el Doctor Naturaleza, autor de varios libros sobre las propiedades de las plantas, se refiere al sauce blanco como «el árbol contra los dolores», destacando claramente sus efectos antiinflamatorios.

La reina de los prados

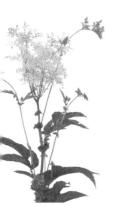

La historia de la reina de los prados también se remonta a la Antigüedad. Los griegos y los romanos conocían muy bien sus propiedades antiinflamatorias. Hipócrates (siglo IV a. C.) descubrió que gracias a ella podía aliviar los dolores reumáticos y otras enfermedades. Teofrasto, que fue contemporáneo de Hipócrates, compiló un tratado sobre los vegetales por el cual recibió la denominación de «Padre de la botánica». Consciente de las maravillosas virtudes de la reina de los prados, la cultivaba en su jardín. La recomendaba especialmente para bajar la fiebre. Dioscórides, del siglo I d. C., prescribía la reina de los prados para una enfermedad muy inflamatoria: la gota. En la Edad Media, esta planta se utilizaba contra las inflamaciones de la piel en casos de fiebres eruptivas, como la varicela y la rubeola.

En 1850, el uso de la reina de los prados vivió un nuevo auge. Un cura, el abad Obriot, recuperó su uso. Alabó, y con motivo, sus propiedades drenantes y antiinflamatorias que hacen «desaparecer los derrames articulares». Intrigado por el entusiasmo que despierta esta planta, el doctor Teissier, un médico del Hôtel-Dieu de Lyon, realizó una profunda investigación sobre la reina de los prados y confirmó su eficacia en casos de inflamaciones reumáticas.

¿De dónde procede la eficacia de la reina de los prados contra las inflamaciones? Las investigaciones al respecto demuestran que su principio activo, el ácido salicílico, también está presente en el sauce blanco. Sin embargo, con el descubrimiento de este principio activo, entramos en la historia de la fabricación del medicamento antiinflamatorio más utilizado en el mundo: la aspirina.

La aspirina

Su consumo está estimado en unas 40.000 toneladas por año, lo que corresponde a 120.000 millones de comprimidos de 300 mg. Para una po-

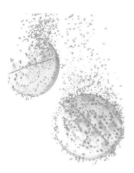

La aspirina, considerada la panacea universal.

blación mundial de 7.000 millones de personas, esto significa 17 comprimidos anuales por persona. Es una cifra enorme y demuestra la importancia de los antiinflamatorios en los tratamientos actuales, unos antiinflamatorios que perfectamente podrían ser naturales.

La historia de la aspirina es muy interesante porque ilustra cómo este remedio, como muchos otros, surge de una planta medicinal.

En el descubrimiento de la aspirina intervinieron dos protagonistas vegetales: el sauce blanco y la reina de los prados. Numerosos investigadores, aprovechando los avances en conocimientos químicos, intentaron descubrir el secreto de la eficacia de estas dos plantas que se habían utilizado a lo largo de toda la historia de la humanidad.

En el siglo XVIII, el remedio principal que se usaba contra las fiebres y las infecciones era «la corteza peruana», un remedio rico en quinina. Sin embargo, como cada vez era más escasa y cara, se buscaron alternativas.

En 1763, un pastor inglés, el reverendo Edward Stone, experimentó con la corteza de sauce blanco. La administraba cada cuatro horas, en forma de polvo, a más de cincuenta de sus pacientes. Ante el éxito del tratamiento, la corteza de sauce blanco se utilizó de forma regular en los tratamientos de la época.

En 1828, un farmacéutico francés, Joseph Leroux, intentó descubrir los principios activos del sauce blanco. Hirvió polvo de corteza de sauce blanco en agua y luego concentró lo máximo posible el líquido que obtuvo. Consiguió unos cristales solubles que denominó salicilina. Es una palabra que se inspira en el término latino que designa la sal: *salix*. Otros investigadores purificaron esos cristales y obtuvieron un ácido que denominaron ácido salicílico.

> Las aspirinas no son los únicos antiinflamatorios de origen farmacéutico. Hay otras sustancias, aparte de los salicilatos, que tienen un efecto antiinflamatorio: los ácidos arilalcanoicos, los ácidos 2-arispropionicos, los oxicams, los coxibs…

Paralelamente a estas investigaciones sobre el sauce blanco, se realizaron otros trabajos sobre las reina de los prados. En 1835, un investigador alemán, Karl Löwig, extrajo un ácido que denominó ácido espírico. De hecho, el nombre en latín de la reina de los prados es *Spiroea ulmaria*. Más adelante, descubrió que esta sustancia es químicamente idéntica al ácido salicílico del sauce blanco, la otra gran planta con efecto antiinflamatorio. Preparó un remedio a partir de extractos naturales de la planta. Era eficaz contra los dolores y las inflamaciones reumáticas, aunque presentaba unos efectos secundarios muy molestos: ardor de estómago que podía provocar lesiones y hemorragias.

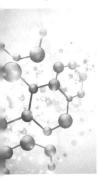

La molécula de la aspirina, el ácido acetilsalicílico.

Para intentar eliminar estos inconvenientes, se iniciaron varias tentativas para sintetizar la molécula activa en el laboratorio. En 1859, Adolphe Kolbe (1818-1884) consiguió la síntesis química del ácido salicílico. Después, los médicos empezaron a probar el efecto antiinflamatorio de esta sustancia y cada vez la prescribían más. La molécula era eficaz pero, como los casos anteriores, el estómago no la toleraba demasiado bien. Así pues, las investigaciones continuaron.

Trabajos posteriores llevaron al descubrimiento de una molécula muy cercana, más fácil de producir, más activa y, algo a tener muy en cuenta, mejor tolerada a nivel digestivo. Dicha molécula es el ácido acetilsalicílico, que más adelante se convertiría en el remedio conocido como aspirina. El químico alemán Felix Hoffmann fue el encargado de acabar de perfilar el remedio. En el año 1899 obtuvo, por acetilación, el ácido salicílico de la reina de los prados. Había nacido la aspirina.

> **El prefijo «-a» de la aspirina proviene del proceso de acetilación y la partícula «spir», del ácido espírico de la reina de los prados (*Spiroea* ulmaria en latín).**

La aspirina actúa con más rapidez que un preparado de sauce blanco o de reina de los prados. Y su acción también es más fuerte; sin embargo, dura menos y los problemas de irritación y de lesiones estomacales perduran.

Los efectos secundarios a nivel estomacal son un obstáculo mayor ante la aplicación de un tratamiento, un obstáculo que no presentan el sauce blanco ni la reina de los prados. Además, este problema suele presentarse con los medicamentos elaborados a partir de un extracto de planta o de la síntesis en laboratorio de la molécula considerada como única activa, en lugar de utilizar la planta entera. En este último caso, la molécula activa no se aísla, sino que se rodea de muchas otras sustancias que actúan en sinergia con ella y que, por ese motivo, se llaman cofactores. Esta acción común hace que el organismo tolere bien la planta. Sin embargo, no sucede lo mismo cuando los cofactores se separan de la sustancia principal. En ese caso, el remedio adquiere efectos secundarios, como daños en el estómago.

A este respecto, el médico y fitoterapeuta francés Max Tétau, comenta:

«La planta entera tiene una acción más limpia, más completa, que uno o varios de sus principios activos aislados. Forma un conjunto sinérgico natural de una actividad terapéutica más sencilla, más moldeable…».[5]

Por este motivo, las plantas como el sauce blanco y la reina de los prados, por mencionar sólo dos, vuelven a utilizarse cada vez más.

La cortisona

Unos cuarenta años después de la invención de la aspirina se descubrió otro potente antiinflamatorio. No provenía de una planta, sino que era la copia de una sustancia producida por el propio cuerpo: una hormona denominada cortisona segregada por las glándulas suprarrenales.

A principios del siglo xx, los conocimientos sobre las glándulas endocrinas todavía eran incompletos. Sin embargo, a lo largo del siglo xx se

---

5. Extracto de su libro *La phytothérapie rénovée*, Éd. Maloine, París, 1972.

realizaron intensas investigaciones para intentar definir su función e identificar la composición de sus secreciones, que más adelante se denominarían hormonas.

En cuanto a las glándulas suprarrenales, su función se identificó gracias a las investigaciones del fisiólogo argentino Bernardo Houssay (1887-1971). Estas glándulas producen, entre otras cosas, una secreción con efectos altamente antiinflamatorios, que se puede aprovechar en usos terapéuticos. Sin embargo, antes de poder utilizarla como tal, faltaba descubrir la sustancia activa.

La identificación de dicha sustancia, la cortisona, se produjo en 1936 de manos del estadounidense Edward Kendall (1886-1972). Necesitó cuatro años más para conseguir la síntesis en laboratorio. A partir de entonces, la sustancia estuvo disponible para experimentar en los enfermos.

Los primeros ensayos los realizó un reumatólogo estadounidense, Philipp Hench (1896-1965), a finales de la década de 1940. La paciente, una mujer con poliartritis reumatoide, siguió el tratamiento con tanto éxito que resonó entonces y todavía sigue resonando en la actualidad.

La síntesis de la cortisona permite elaborar medicamentos con una fuerte concentración de principios activos. Son mucho más potentes que la cortisona que fabrica el cuerpo o que la obtenida en el pasado a partir de extractos de glándulas suprarrenales de buey. No obstante, esta potencia también es un inconveniente en los tratamientos de larga duración. Los efectos secundarios son muchos y perjudiciales: reducción de las defensas, descalcificación de los huesos, adelgazamiento de la piel, irritación del estómago, aumento de peso, retención de líquidos, hipertensión arterial, diabetes, distribución anormal de las grasas en el cuerpo…

Si se utiliza en forma de medicamento, la cortisona sustituye a la cortisona del organismo. Aunque su eficacia es innegable y ha beneficiado a muchísimos enfermos, su uso es delicado. Una solución alternativa sería estimular al organismo para que produjera más cortisona. Al tener su origen en el cuerpo, no tendría efectos secundarios peligrosos. Hay distintas plantas (*véase* capítulo 5) que permiten dicha estimulación. Está claro que su efecto no es tan potente, pero es real y realiza grandes servicios sin los efectos secundarios negativos que hemos mencionado.

Antiinflamatorios naturales: omega 3

La importancia de los omega 3 es el resultado de varios descubrimientos recientes. Durante la segunda mitad del siglo XX, se realizaron muchas investigaciones sobre los ácidos grasos esenciales, entre otros por la doctora Catherine Kousmine. En esa época, estos ácidos se llamaban vitamina F. Al final se abandonó el término vitamina porque las cantidades de vitamina F necesarias para el organismo eran de varios gramos al día, y no de varios miligramos o menos, como sucede con las demás vitaminas.

LA DOCTORA CATHERINE KOUSMINE

De origen ruso, la doctora Kousmine emigró a Suiza con toda su familia siendo aún una niña. Estudió medicina en Lausana, donde enseguida distribuyó su tiempo entre las consultas médicas y la investigación. Sus trabajos la llevaron a descubrir la relación causa-efecto entre una alimentación inadecuada y la aparición de las enfermedades. Destacó, entre otras cosas, la importancia de los ácidos grasos esenciales poliinsaturados, que denomina vitamina F. Cuando observó que la carencia de dicha vitamina era la base de enfermedades degenerativas como el cáncer, la esclerosis en placas y la poliartritis crónica evolutiva, recomendó el consumo diario de la «Crema Budwig». Se trataba de una mezcla de queso fresco, aceite de lino, cereales molidos, limón y oleaginosos. Esta crema no es un remedio milagroso; simplemente es una forma de realizar el aporte necesario al cuerpo de vitamina F y de otros nutrientes indispensables para el organismo.

Sus métodos, de gran eficacia, se exponen en sus libros *Soyez bien dans votre assiette* y *Sauvez votre corps*, así como en otras obras escritas por sus discípulos, como, por ejemplo, *El método Kousmine* y *Les 5 piliers de la santé* (éditions Jouvence).

Entre las múltiples propiedades de las distintas vitaminas F, que ahora se llaman omega 3, 6, etc., figura la acción antiinflamatoria de los omega 3. Producen prostaglandinas de la paz, cuya acción se opone a las prostaglandinas de la guerra, responsables de la inflamación.

Los antiinflamatorios, como las plantas medicinales, la aspirina y la cortisona, actúan bloqueando las prostaglandinas de la guerra. Normalmente, el bloqueo deberían realizarlo las prostaglandinas de la paz. ¿Por qué no es así? Porque estas prostaglandinas no aparecen o sólo se producen en pequeñas cantidades. Ahora bien, esta producción depende completamente de factores nutricionales.

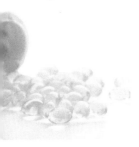

Las prostaglandinas, ya sean de la guerra o de la paz, las fabrica el cuerpo a partir de los ácidos grasos esenciales. El término esencial destaca que dichos ácidos deben proceder enteramente de la alimentación, porque el organismo es incapaz de sintetizarlos él mismo a partir de otras sustancias. Uno de los ácidos grasos esenciales necesarios para la producción de prostaglandinas de la paz es el ácido linoleico, también conocido como omega 3. Cuando el aporte de omega 3 por parte de los alimentos es suficiente, el organismo produce fácilmente las prostaglandinas de la paz que necesita y controla sólo las inflamaciones.

Las cápsulas de Omega 3 han encontrado un lugar en el mercado de los suplementos alimenticios.

Fuentes de omega 3	
aceites de 1.ª presión en frío	*pescado graso de agua fría u otra*
lino	halibut
colza	arenque
nuez	salmón
germinado de trigo	verdel
soja	
cáñamo	anchoa
camelina	sardina
Otras fuentes: algas oceánicas o de lagos, como la espirulina	

La situación cambia totalmente cuando el aporte de omega 3 es muy débil, puesto que el organismo no puede fabricar prostaglandinas de la paz, porque le falta uno de los elementos indispensables. Y, por tanto, no podrá controlar las inflamaciones. Este estado de carencia es habitual en nuestros días porque la gente no consume o no consume demasiados alimentos que contengan omega 3.

La carencia de omega 3 es todavía más preocupante si tenemos en cuenta que la producción de prostaglandinas de la guerra depende de otros ácidos grasos esenciales que, en este caso, sí que abundan en la alimentación y, por tanto, favorecen dicha producción. Al estar presentes en una cantidad tan elevada, todavía se acentúa más el desequilibrio existente con las prostaglandinas de la paz.

Los ácidos grasos necesarios para la producción de prostaglandinas de la guerra son el ácido linoleico y el ácido araquidónico, reagrupados bajo la denominación de omega 6. El ácido linoleico se halla en los aceites más habituales (maíz, girasol, cacahuete…); el ácido araquidónico se halla en las materias grasas animales: carne, queso, huevo, mantequilla… La ingesta regular y abundante de carne y queso, que es el caso de una gran parte de la población, proporciona al organismo una gran cantidad de sustancias necesarias para la producción de prostaglandinas proinflamatorias. Su presencia en cantidades importantes ofrece al cuerpo una alta reactividad frente a las agresiones. Las reacciones de defensa y destrucción serán rápidas, fuertes y duraderas, porque el organismo tiene todo lo que necesita. En las personas en esta situación, las inflamaciones se desencadenan con facilidad y adoptan formas muy intensas, a veces incluso demasiado y difíciles de interrumpir. La ausencia de omega 3 y de prostaglandinas de la paz impide al organismo presentar una oposición eficaz.

Podríamos sorprendernos de que la naturaleza ofrezca tan pocos alimentos que contengan omega 3. Incluso podríamos sospechar que no es perfecta, como se suele decir. Pero no es así. Los alimentos que hemos mencionado únicamente son los más ricos en omega 3, pero también se puede encontrar en muchos más alimentos, en cantidades más pequeñas pero que, si se suman, cubren las necesidades del organismo. Si, a pesar

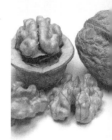

La nuez de Grenoble, una fuente importante de omega 3.

94

de todo, sigue habiendo una carencia de omega 3 principalmente es porque estos alimentos no se consumen con la frecuencia necesaria (granos oleaginosos, verduras…) y porque la alimentación inadecuada y la carencia actual aumentan la necesidad de omega 3 del humano moderno. El consumo actual de carne en los países occidentales es excesivamente elevado. Hace un siglo, en el año 1900, el consumo de carne al año era de apenas varios kilos.

> Un aspecto de la terapia antiinflamatoria consiste en ofrecer al cuerpo los omega 3 necesarios para producir más prostaglandinas de la paz. Y para ello es necesaria una nueva alimentación y la ingesta de suplementos alimenticios ricos en omega 3 (*véase* el capítulo 6).

Conclusión

Las inflamaciones que más se pueden beneficiar de un aporte de omega 3 son las crónicas. De hecho, el organismo necesita cierto tiempo para que aumente el nivel de las prostaglandinas de la paz. Cuando lo ha hecho, esas prostaglandinas tienen que luchar contra las de la guerra para calmar la inflamación. Su acción es más lenta que la de las plantas medicinales o de remedios como la aspirina o la cortisona. En esos remedios, las sustancias antiinflamatorias ya están formadas y empiezan a actuar en cuanto entran en el organismo.

2.ª PARTE

Los antiinflamatorios naturales

Introducción

Los antiinflamatorios naturales que presentamos en el libro se dividen en varias categorías:

- La primera incluye las plantas medicinales. Provienen principalmente de nuestras regiones, pero también de otras lejanas (África, Asia o América). Las hemos seleccionado por su eficacia en la curación de las enfermedades inflamatorias más habituales.
- La segunda categoría la forman los complementos alimentarios. Una parte es a base de omega 3, los nutrientes que ayudan al organismo a producir prostaglandinas de la paz. El segundo tipo está formado por complementos básicos. Contienen minerales básicos que neutralizan los ácidos en general, unos ácidos que contribuyen a desencadenar y mantener las inflamaciones.
- La tercera categoría se refiere a varios procedimientos de hidroterapia con agua fría. La acción antiinflamatoria del agua fría es potente y rápida.

Los antiinflamatorios naturales de estas tres categorías tienen mucho éxito. Ninguno es francamente mejor que otro, puesto que cada uno aporta algo y actúa de forma un poco distinta. Lo importante es encontrar aquel o aquellos que se correspondan con las necesidades de cada enfermo.

Es posible, y a menudo aconsejable, utilizar antiinflamatorios de las tres categorías de forma simultánea.

5

Las plantas medicinales antiinflamatorias

M uchas plantas medicinales tienen una acción antiinflamatoria. Las que presentamos aquí son conocidas por ser muy eficaces y de fácil uso. Las dividiremos en tres grandes grupos:

- El primer grupo está formado por las plantas antiinflamatorias hormonales; es decir, las que estimulan al organismo para que produzca hormonas con efectos antiinflamatorios. Estas hormonas pertenecen a la familia de la cortisona, por eso se dice que estas plantas tienen una acción «cortison-like». Es un término que proviene del inglés: *like* significa «como, de la misma forma que»; es decir, plantas que tienen una acción «como la cortisona».
- El segundo grupo incluye las plantas antiinflamatorias no hormonales o, más concretamente, las no esteroideas (AINS), puesto que la cortisona es un esteroide. Actúan facilitando al organismo sustancias que bloquean el proceso antiinflamatorio.
- El tercer grupo está integrado por las plantas que tienen un efecto antihistamínico. Los mediadores de la inflamación, o las sustancias que desencadenan la inflamación, no incluyen únicamente las prostaglandinas de la guerra, sino muchas otras. Entre ellas, la histamina ocupa un lugar destacado. Interviene en los problemas inflamatorios de tipo alérgico, como la rinitis alérgica. Como el propio nombre indica, estas plantas antihistamínicas tienen la propiedad específica de disminuir los niveles de histamina en sangre y, por consiguiente, la inflamación, cosa que generalmente las otras plantas antiinflamatorias no hacen. Éstas actúan sobre los efectos de la histamina, pero no sobre los niveles en sangre.

Las plantas de estos tres grupos se presentan de forma similar: con una tabla que permite encontrar mejor la información que buscamos.

El contenido de la tabla	
Nombre de la planta	En castellano y en latín para una correcta identificación de la planta.
Descripción botánica	Aspecto y particularidades de la planta.
Histórico	Comentarios o anécdotas acerca del uso de la planta a lo largo de la historia.
Parte utilizable	La parte de la planta que sirve para la elaboración de los remedios.
Principios activos	La o las sustancias principales a las que debe sus propiedades.
Propiedades	Aparte de la acción antiinflamatoria, algunas propiedades adicionales útiles que conocer para guiarse en la elección. La lista no es exhaustiva.
Órgano destinatario	Órganos donde la planta ha demostrado ser más eficaz en su acción antiinflamatoria.
Indicaciones	Enfermedades para las que las propiedades antiinflamatorias de la planta se han mostrado más útiles. La lista no es exhaustiva.

Modo de empleo/ posología	Forma en la que se recomienda utilizar la planta. Según el caso, puede haber una o varias. Las formas propuestas son las siguientes: – *Infusión:* verter agua hirviendo sobre la parte de la planta que vayamos a utilizar (hojas, flores, etc.). Dejar reposar diez minutos para que actúen los principios activos. – *Tintura madre (T. M.):* se obtiene dejando macerar la planta medicinal en alcohol en una proporción exacta de 1/10 de planta por 9/10 de alcohol. – *Macerado glicerinado:* se obtiene igual que la tintura madre pero con una mezcla de alcohol, glicerina y agua vertida sobre tejidos vegetales en crecimiento (brotes, raicillas, retoños jóvenes...). La proporción es la misma: 1/10 de planta por 9/10 de líquido. – *Cápsulas:* la planta elegida se seca con cuidado y se tritura hasta obtener un polvo. Después, se introduce la cantidad necesaria de polvo en una cápsula. – *Aceite esencial (A. E.):* es un remedio compuesto por los principios oleosos volátiles y odorantes de determinadas plantas medicinales.

Las plantas de la lista se pueden encontrar en un herbolario o en una tienda de productos biológicos, donde también aconsejan sobre las plantas, los usos y la posología.

Las posologías son las indicaciones medias y se tienen que adaptar a cada caso. Dependiendo de la intensidad de la inflamación, se aumentará o se reducirá la posología. Además, algunas personas sólo soportan la mitad o un cuarto de las dosis recomendadas

y obtienen buenos resultados con las dosis reducidas. Otras, en cambio, necesitan una dosis superior a la media para obtener algún resultado. Por tanto, hay que ser flexible y personalizar la dosis. En cuanto a la posología de las cápsulas, es difícil indicarla, puesto que la cantidad de polvo en el interior varía de un fabricante a otro. Las que nosotros mostramos son las más habituales, pero hay que leer siempre el prospecto del fabricante.

Comentario especial respecto a los aceites esenciales[6]

Son remedios muy concentrados de sustancias que a veces pueden ser agresivas para las mucosas y la piel. Por tanto, se recomienda diluirlas en alguna base y empezar con dosis pequeñas para comprobar la tolerancia a los aceites esenciales. La base más cómoda y fácilmente disponible para el uso tópico (fricción) es el aceite de girasol que casi todo el mundo tiene en casa. Para el uso oral, aconsejamos miel o un aceite alimentario de presión fría (girasol, colza). Debido a la potencia de los aceites esenciales, los de uso oral deberían tomarse sólo entre 3 y 7 días; es decir, durante la fase aguda de la inflamación.

---

6. Para iniciarse en el uso de aceites esenciales, véase *Le choix des huiles essentielles*, F. y B. Saint Girons, Éditions Jouvence, 2010.

Las plantas antiinflamatorias hormonales

Grosella negra
Pícea negra
Pino silvestre

Las plantas de este grupo tienen un efecto «cortison-like» o, dicho de otra forma, estimulan las glándulas suprarrenales para que produzcan más cortisona. Después, ésta circula por la sangre en unos índices más elevados y ejerce su efecto antiinflamatorio por todo el organismo.

La cortisona que fabrica el organismo después de la ingesta de plantas «cortison-like» se presenta en cantidad fisiológica, con lo que ejerce los efectos beneficiosos sin ningún efecto secundario.

Grosella negra
(*Ribes nigrum*)

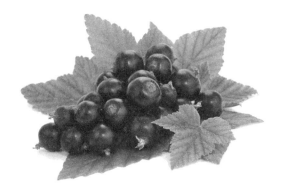

Descripción botánica	El grosellero es un pequeño arbusto de unos 130 cm de altura. Produce unos pequeños frutos esféricos, de color negro, llamados grosellas negras.
Histórico	Hace varios siglos que se utilizan las hojas de la grosella negra por sus propiedades antirreumáticas. Durante el siglo XX, se descubrió que los brotes de grosella contenían un concentrado de las virtudes de la planta. Las preparaciones recomendadas son el macerado glicerinado o la tintura madre.
Parte utilizable	Brotes, hojas.
Principios activos	Bioflavonoides.
Propiedades	– Estimulante de las glándulas suprarrenales. – Potente antiinflamatorio. – Diurético.

Órgano destinatario	Todos pero, en particular, las vías respiratorias y las articulaciones.
Indicaciones	– *Vías respiratorias:* rinitis alérgica, alergia al polvo o al pelo de animales, asma alérgico. – *Articulaciones:* reumatismos agudos y crónicos. – *Vías urinarias:* cistitis, prostatitis. – *Inflamaciones en general:* urticaria, hemorroides...
Modo de empleo/ posología	– *Macerado glicerinado o tintura madre:* 30-50 gotas con agua antes de las comidas, 3 veces al día. En caso de rinitis alérgica u otros problemas alérgicos, esta posología constituye el tratamiento de fondo que hay que mantener durante toda la temporada de pólenes a los que uno es sensible. En caso de una crisis aislada, se pueden tomar de forma puntual 50 gotas en un vaso de agua. Surte efecto enseguida, en la media hora siguiente. – *Infusión:* poner 10 hojas secas en 2,5 dl de agua hirviendo y dejar reposar 15 minutos. Tomar 2-3 tazas al día. Efecto principalmente antirreumático y diurético, pero no antialérgico.

Pícea negra
(*Picea mariana*)

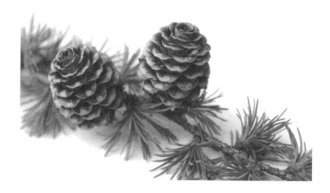

Descripción botánica	La pícea negra es un abeto, de ahí que también pueda conocerse como abeto negro. Es una de las 40 especies de epicea que existen y, entre ellas, una de las más resistentes al frío. Crece principalmente en Canadá, hasta los límites septentrionales de la tundra.
Histórico	La pícea negra proporciona una madera sólida. Los brotes y las agujas son ricos en vitamina C. Antaño se utilizaba para elaborar cerveza de pícea, que se consumía para luchar contra el escorbuto.
Parte utilizable	Agujas de las ramas jóvenes.
Principios activos	Terpenos, acetato de bornilo.
Propiedades	– Estimulante de las glándulas suprarrenales. – Antiinflamatorio. – Antimicrobiano. – Estimulante y excitante general.

Órgano destinatario	Glándulas suprarrenales y vías respiratorias.
Indicaciones	– *Vías respiratorias:* rinofaringitis, sinusitis, bronquitis, tos, rinitis alérgica, asma. – *Vías urinarias:* prostatitis. – *Vías digestivas:* enteritis por *Candida* y parásitos.
Modo de empleo/ posología	La pícea negra se utiliza, sobre todo, en forma de aceite esencial (AE). – *Uso oral:* 1 gota de AE con miel o aceite vegetal, 3 veces al día. – *Uso tópico:* 1-3 gotas de AE con ½ cucharadita de aceite vegetal. Se unta la espalda en la zona de las glándulas suprarrenales (encima de los riñones, a la altura de las últimas costillas).

Pino silvestre
(*Pinus sylvestris*)

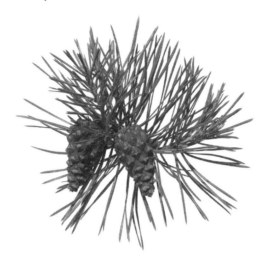

Descripción botánica	El pino silvestre es un árbol propio de regiones frías y elevadas de Europa. Puede alcanzar los 30 m de altura. Resiste bien el hielo, pero necesita mucha luz. La corteza está descascarillada y, hacia la copa, adopta un tono asalmonado muy característico. Las agujas, agrupadas en parejas, son cortas y de un color verde intenso. Desprenden un agradable olor a pino. El término *silvestre* procede del latín *silva,* que significa «bosque».
Histórico	Las agujas jóvenes se recolectan por sus propiedades terapéuticas. Se venden bajo la (incorrecta) denominación de «brotes de abeto».
Parte utilizable	Agujas, brotes.
Principios activos	Varios terpenos.

Propiedades	– Estimulante de las glándulas suprarrenales. – Antiinflamatorio. – Antiinfeccioso. – Estimulante y excitante general.
Órgano destinatario	El conjunto del organismo.
Indicaciones	– *Vías respiratorias:* sinusitis, bronquitis, asma, rinitis alérgica, rinofaringitis... – *Articulaciones:* reumatismos en general. – *Vías urinarias:* cistitis, prostatitis.
Modo de empleo/ posología	– *Infusión:* poner 20-50 g de brotes en 1 litro de agua hirviendo y dejar reposar 10 minutos. Tomar 3 tazas al día. – *Tintura madre:* 10-20 gotas con un poco de agua, 3 veces al día. – *AE:* 3 gotas con miel o aceite vegetal 3 veces al día. – *Cápsulas:* para las curas de ataque, 2 cápsulas 2 veces al día. Después, 2 cápsulas 2 veces al día.

Las plantas antiinflamatorias no hormonales

Albahaca

Manzanilla romana

Cúrcuma

Eucalipto aromático

Eufrasia

Gaulteria olorosa

Garra del diablo

Laurel

Lavanda

Reina de los prados

Sauce blanco

Própolis

Estas plantas poseen sustancias que bloquean o detienen la actividad de los mediadores de la inflamación.

Albahaca
(*Ocimum basilicum*)

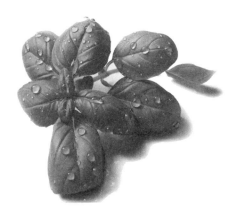

Descripción botánica	La albahaca está formada por una mata de tallos de entre 20 y 50 cm. Las hojas son de un color verde claro y las flores son blancas y pequeñas. La planta desprende un olor intenso y agradable. Es originaria de los países tropicales, pero también crece en los países mediterráneos.
Histórico	El término «albahaca» proviene del griego *basilikon,* que significa «real» (relativo a la realeza). La planta está considerada un remedio real. Relaja las tensiones en general y es una gran ayuda en todas las enfermedades del aparato digestivo. Se utiliza mucho en la cocina: ensaladas, sopas, carnes…
Parte utilizable	Copa florida, hojas.
Principios activos	Chavicol.

Propiedades	– Antiinflamatorio de gran valor. – Potente antiespasmódico. – Potente antivírico.
Órgano destinatario	Aparato digestivo, nervios, vías urinarias, articulaciones.
Indicaciones	– *Aparato digestivo:* gastritis, ardor, acidez, enteritis, colitis, diarrea, espasmos, gastroenteritis. – *Nervios:* nefritis. – *Vías urinarias:* cistitis, prostatitis. – *Articulaciones:* artritis, poliartritis, tendinitis.
Modo de empleo/ posología	– *Infusión:* poner 3-4 hojas frescas en una taza de agua hirviendo y dejar reposar 10 minutos. – *AE:* 1 o 2 gotas con miel o aceite vegetal, 3 veces al día. Tomar durante un máximo de 5 días.

Manzanilla romana
(*Chamaemelum nobile*)

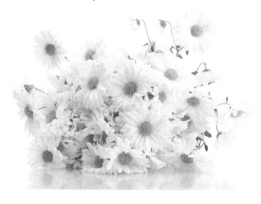

Descripción botánica	Pequeña planta de entre 10 y 30 cm de altura cuyos tallos se arrastran por el suelo antes de elevarse hacia el cielo. Estos tallos tan ramificados están coronados por unas flores con pétalos blancos fijados a una parte central amarilla. La planta desprende un olor penetrante y agradable. Su sabor es ligeramente amargo y aromático.
Histórico	Los autores de la Antigüedad no mencionan esta variedad de manzanilla. Los testimonios más antiguos conocidos se remontan al siglo XVI. A pesar de su «juventud», es de uso habitual y frecuente contra los dolores de estómago.
Parte utilizable	Flores, tallos floridos.
Principios activos	Isobutilo, pinocarvone.
Propiedades	– Antiinflamatorio. – Antiespasmódico. – Calmante. – Antálgico. – Cicatrizante.

Órgano destinatario	Aparato digestivo, piel, nervios.
Indicaciones	– *Aparato digestivo:* gastritis, úlcera de estómago, enteritis, colitis. – *Piel:* eczema, forúnculo, quemaduras, heridas, picor, enrojecimiento, grietas, urticarias, uñeros. – *Nervios:* neuralgias faciales y otras, dentición dolorosa en los niños, neuritis. – *Ojos:* conjuntivitis, blefaritis.
Modo de empleo/ posología	**Uso oral:** – *Infusión:* poner 5-10 hojas por taza de agua hirviendo y dejar reposar 10 minutos. Tomar 3-5 tazas al día. – *Tintura madre:* 30 gotas con un poco de agua 3 veces al día. – *AE:* 2-4 gotas con miel o aceite vegetal 3-4 veces al día. – *Cápsulas:* 2 cápsulas con agua 3 veces al día. **Uso tópico:** – *Para las inflamaciones de la piel y de los ojos (lavado, compresas, baño):* poner 1 cucharada sopera de manzanilla en 1 taza con agua hirviendo. Preparar varias tazas dependiendo de la superficie a tratar. Dejar reposar 10 minutos. Aplicar cuando la infusión esté tibia. – *Para las inflamaciones de los nervios:* AE: 3-4 gotas de AE diluidas en ½ cucharadita de aceite de girasol y untar la región a tratar 3-4 veces al día.

Cúrcuma
(*Curcuma aromatica et longa*)

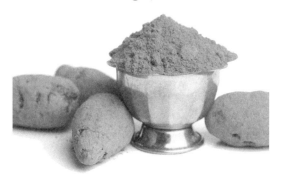

Descripción botánica	La cúrcuma es una planta que crece en la India y en todo el Sudeste asiático. Es una herbácea con hojas largas con una raíz muy grande, de unos 10 cm de diámetro, que se utiliza por sus propiedades medicinales. Se corta en rodajas que se dejan secar. Adoptan un tono anaranjado y desprenden un olor agradable. Después, se trituran para obtener un polvo de uso medicinal y culinario.
Histórico	Hace muchos años que en Asia oriental utilizan la cúrcuma. En polvo, es una especia muy apreciada en la cocina. Es uno de los ingredientes del curry. Es lo que da el color amarillento a este alimento. Los pueblos que la usaban constataban que, cuando se añadía a los platos, ayudaba a conservar el frescor, el sabor y el valor nutritivo. Estudios modernos han revelado que estos efectos son consecuencia de una fuerte presencia de antioxidantes. La cúrcuma es una de las plantas más prescitas por la medicina tradicional india y china.

Parte utilizable	Raíz.
Principios activos	Curcumina.
Propiedades	– Antiinflamatorio. – Algunos estudios han revelado que, en caso de artritis, el efecto antiinflamatorio de la cúrcuma es igual de potente que los antiinflamatorios farmacéuticos más utilizados.
Órgano destinatario	Aparato digestivo, articulaciones, piel.
Indicaciones	– *Aparato digestivo:* gastritis, intestino irritable, enteritis, colitis. – *Articulaciones:* reumatismo, artritis, artrosis. – *Piel:* heridas, eczema, enrojecimiento, uñero.
Modo de empleo/ posología	– *Infusión:* poner 1-1,5 g de polvo por taza de agua hirviendo y dejar reposar 10 minutos. Tomar 1-3 tazas al día. – *Tintura madre:* 5-20 gotas con agua 2-3 veces al día. – *Cápsulas:* 1-2 cápsulas 3 veces al día. – *Uso tópico:* compresa de infusión o cataplasma de polvo 3-4 veces al día.

Véase también *Alessandra Moro Buronzo,* Les incroyables vertus du curcuma, *éd. Jouvence, 2011.*

Eucalipto aromático
(*Eucalyptus citriodora*)

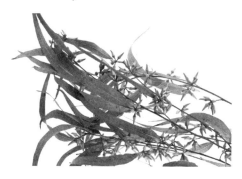

Descripción botánica	El eucalipto aromático es una de las 600 especies de la gran familia de los eucaliptos. Son unos árboles muy grandes con el tronco liso. Son muy fuertes y crecen con rapidez. Las hojas finas y alargadas son ricas en principios activos. El eucalipto aromático debe su nombre a su fuerte aroma a limón.
Histórico	Originario de Australia, el eucalipto se introdujo en el sur de Francia hacia el año 1860 con la finalidad de sanear las regiones pantanosas. Necesita mucha agua y, gracias a sus largas raíces, la consigue del suelo donde crece. Además, el intenso olor aromático que desprende ahuyenta a los mosquitos, un insecto endémico en este tipo de regiones.
Parte utilizable	Hojas arrancadas de las ramas más viejas, puesto que su contenido en principios activos es más alto.
Principios activos	Citronela.

Propiedades	– Antiinflamatorio. – Antálgico.
Órgano destinatario	Articulaciones, tendones, músculos, nervios.
Indicaciones	– *Articulaciones:* poliartritis, artrosis, gota. – *Nervios:* ciática, zona. – *Tendones:* tendinitis, epicondilitis, codo de tenista. – *Vasos sanguíneos:* flebitis, arteritis, hemorroides. – *Piel:* eczema, picor, micosis, picaduras de insectos, uñeros.
Modo de empleo/ posología	Se utiliza, sobre todo, en forma de aceite esencial, que desprende un intenso olor a limón y a eucalipto. – *Vía oral:* 3-5 gotas con miel o aceite vegetal 3-5 veces al día. – *Vía tópica:* untar una mezcla de 10 gotas de AE por 1 cucharadita de aceite de girasol. Repetir 3-4 veces al día sobre la región a tratar. Máximo 21 días. – *Baño:* 15-20 gotas en 1 cucharada de leche o una base para baños.

Eufrasia
(*Euphrasia officinalis*)

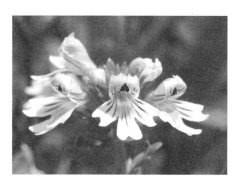

Descripción botánica	La eufrasia es una pequeña planta baja, con unas preciosas flores pequeñas, que crece en los pastos de alta montaña. Las flores son de color blanco con unas franjas lilas y una mancha amarilla. Parasita a otras plantas.
Histórico	Teofrasto (siglo IV a. C.) y Discórides (siglo I a. C.) recomendaban el uso de eufrasia para los problemas oculares. En la Edad Media, Hildegard de Bingen hizo lo mismo. En la actualidad, todavía es una de las plantas clásicas (junto con el azulejo) para curar las inflamaciones de los ojos. Los efectos beneficiosos en los ojos quedan patentes en los sobrenombres que recibe: rompegafas, hierba de los miopes y delicia para los ojos. En alemán, se llama *Augentrost,* que significa «consuelo de los ojos». Y, en inglés, *Eyebright,* es decir, «ojos brillantes».
Parte utilizable	La planta cuando ha florecido.

Principios activos	Aucubósido.
Propiedades	– Antiinflamatorio. – Antálgico.
Órgano destinatario	Ojos, mucosas nasales.
Indicaciones	– *Ojos:* conjuntivitis, blefaritis, queratitis, orzuelo. – *Nariz:* rinitis infecciosa y rinitis alérgica con mucha mucosidad líquida.

Modo de empleo/ posología	La eufrasia se utiliza, sobre todo, en uso tópico y en forma de compresas, lavado o baños de ojos.
	– *Infusión:* poner un puñado de planta seca en
	    1 litro de agua hirviendo y dejar reposar
	    10 minutos. Empapar una gasa y colocarla sobre
	    los párpados.
	Repetir varias veces al día.

Hay que saber: existen muchas especialidades a base de eufrasia (y azulejo) en el mercado. Sirven para realizar baños de los ojos. Normalmente, el producto viene acompañado de una pequeña copela que hay que aplicar encima de los ojos para facilitar el baño.

Para anestesiar y desinflamar las mucosas nasales en caso de rinitis infecciosa o alérgica, hay que lavar las fosas nasales con la decocción que hemos descrito en la ficha. Al rellenar el cuenco, inclinar la cabeza hasta introducir la nariz en el agua e inspirar para que el líquido ascienda. Dejar que el líquido salga y repetir varias veces.

Gaulteria olorosa
(*Gaultheria fragrantissima*)

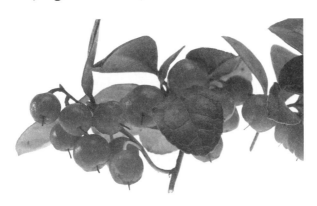

Descripción botánica	Es un pequeño arbusto de unos 15 cm de altura de la familia de los brezos. Crece en Canadá, Estados Unidos y China. Produce unos pequeños frutos rojos comestibles que tienen forma de manzana.
Histórico	Hace mucho tiempo que los indios de América utilizaban la gaulteria para luchar contra las inflamaciones, los dolores y la fiebre. Realizaban decocciones de las hojas o las masticaban.
Parte utilizable	Hojas.
Principios activos	Salicilato de metilo (95-98% de aceite esencial).
Propiedades	– Antiinflamatorio. – Antiespasmódico. – Antálgico.
Órgano destinatario	Articulaciones, músculos, tendones.

Indicaciones	– *Articulaciones:* reumatismos agudos y crónicos. – *Músculos:* dolores, espasmos, distensión, lumbago. – *Tendones:* tendinitis. – *Nervios:* nefritis, ciática.
Modo de empleo/posología	Se suele usar, sobre todo, en forma de AE por vía tópica y diluido. La proporción de la dilución es de 1-2 gotas por cada ½ cucharadita de aceite vegetal. Hay que aplicar la mezcla sobre la articulación o el músculo a tratar entre 2 y 3 veces al día.
Contraindicaciones	Debido a su gran concentración en principios activos, la gaulteria no se aconseja a las personas que estén tomando fluidificantes sanguíneos. La acumulación de efectos anticoagulantes podría ser excesiva. Tampoco se aconseja a personas alérgicas a los derivados salicílicos, entre ellos la aspirina, ni a niños menores de 6 años o a las mujeres embarazadas.

Hay que saber: la gaulteria es un ingrediente habitual de muchos bálsamos y aceites de masaje deportivos.

Garra del diablo
(*Harpagophytum procumbens*)

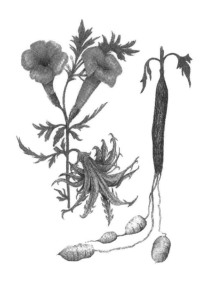

Descripción botánica	Es una planta de porte bajo cuyos frutos están llenos de excrecencias largas y curvadas, a modo de gancho. De ahí su nombre. En latín, *Harpago* significa «gancho» y *phytum*, «vegetal». Es decir, la planta de los ganchos. Como en otras plantas, el objetivo de los ganchos es favorecer la diseminación de las semillas y la perpetuación de la planta. Al pegarse a las patas, los pelos y la piel de los animales, las semillas son transportadas a grandes distancias. Sin embargo, la dureza de los ganchos causa heridas en la parte blanda de los cascos del ganado. Además, teniendo en cuenta que la propagación de las enfermedades entre el ganado solía ser por las heridas causadas por estos ganchos, de ahí que se atribuyan al diablo.

Histórico	La garra del diablo es originaria de las regiones cálidas y secas de Sudáfrica. Crece en Sudáfrica y en el desierto del Kalahari, entre Namibia y Botsuana. Los habitantes de esos tres países la utilizan contra numerosas enfermedades pero, sobre todo, para los dolores reumáticos. Los occidentales conocieron las propiedades medicinales de la garra del diablo en 1907. Desde entonces, también se utiliza en Europa y se han realizado investigaciones para conocer mejor sus propiedades. Dichos estudios dan fe de la eficacia considerable de esta planta ante los problemas inflamatorios, lo que ha provocado que cada vez sea más utilizada. En la actualidad, es una de las plantas medicinales más vendidas del mundo.
Parte utilizable	La raíz.
Principios activos	Harpagósido.
Propiedades	– Potente antiinflamatorio. – Varios estudios han revelado que sus propiedades son tan fuertes como algunos antiinflamatorios de origen farmacéutico.
Órgano destinatario	Articulaciones, músculos, tendones.
Indicaciones	– *Articulaciones:* reumatismo, artritis y artrosis, gota. – *Músculos:* dolor de espalda, lumbago. – *Nervios:* ciática, nefritis. – *Tendones:* tendinitis.

Modo de empleo/ posología	– *Infusión:* es posible hacer infusiones, pero su amargor supone un obstáculo para un consumo regular y suficiente de la planta. – *Tintura madre:* 20-30 gotas con un poco de agua 3 veces al día. – *Cápsulas:* las cápsulas o comprimidos de polvo de raíz son el modo de empleo más habitual, porque es el más práctico. Seguir la posología del fabricante (generalmente, 1-2 cápsulas, 3 veces al día, con las comidas).

Hay que saber: el efecto antiinflamatorio se manifiesta con rapidez (1-2 días) y la prueba es una atenuación de los dolores. Sin embargo, el efecto en profundidad sólo se consigue después de semanas o meses de tratamiento, según el caso.

Generalmente se recomienda hacer una cura de 2-3 meses y repetir según las necesidades.

Laurel
(*Laurus nobilis*)

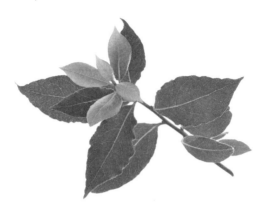

Descripción botánica	El laurel noble, también llamado laurel de Apolo, es un árbol pequeño con unas preciosas hojas verdes perennes y brillantes en el haz. En primavera, florece con pequeñas flores blancas, situadas en las axilas de las hojas, que posteriormente producen unos frutos negros del tamaño de una cereza.
Histórico	En la Grecia antigua, el laurel estaba consagrado al dios Apolo y simbolizaba la gloria. Se coronaba a los héroes con una corona de laurel. De ahí la expresión «Dormirse en los laureles». El laurel se utiliza para condimentar platos, por su aroma y porque estimula la digestión. El aceite de sus frutos es espeso y casi sólido, de donde se extrae la «mantequilla de laurel», que se usa en fricción contra los reumatismos.

Atención: no hay que confundir el laurel con la adelfa o rosa laurel ni con el laurel cereza de nuestros jardines, porque son venenosos.

Parte utilizable	Las hojas.
Principios activos	Costunólido.
Propiedades	– Antiinflamatorio. – Potente antálgico. – Antiespasmódico. – Antiinfeccioso. – Reequilibrante nervioso.
Órgano destinatario	– Vías respiratorias (nariz, senos nasales, garganta, pulmones). – Vías digestivas (hígado, intestino delgado, colon), piel, boca. – Articulaciones, músculos, nervios.
Indicaciones	– *Vías respiratorias:* resfriado, sinusitis, faringitis, rinofaringitis, laringitis, bronquitis, asma. – *Vías digestivas:* diarrea, enteritis, colitis, gastroenteritis. – *Boca:* amigdalitis, gingivitis, glositis, afta, dolores dentales, parodontitis, flemón. – *Piel:* acné, eczema, furúnculo, grietas, úlcera, urticaria, uñero. – *Articulaciones y músculos:* reumatismos en general, artritis, artrosis, gota, lumbago. – *Nervios:* ciática, nefritis.

Modo de empleo/ posología	El AE de laurel es la forma más sencilla de utilizar esta planta.
	– *Vía oral:* poner 2-3 gotas de AE en miel o aceite vegetal y tomar 2-3 veces al día.
	– *Piel (aplicación pura):* 1 gota sobre el grano, flemón o afta 3-4 veces al día, o 2-3 gotas en la zona dolorida 3-4 veces al día.
	– *Piel (aplicación diluida):* 10 gotas de AE en 1 cucharadita de aceite de girasol. Distribuir sobre la región a tratar y masajear 3-4 veces al día.
	– *Gárgaras:* diluir 2-3 gotas de AE en un poco de leche y añadir ½ vaso de agua. Hacer gárgaras y escupir. Tomar 3-4 veces al día o más.
	– *Baños:* 15-20 gotas de AE en una cucharada de leche.

Hay que saber: algunas personas no toleran demasiado bien el aceite esencial de laurel. Por tanto, es indispensable realizar una prueba cutánea antes de usarlo: verter una gota de AE en el pliegue del codo. Si al cabo de 2-3 horas no aparece ninguna irritación o rojez, no hay intolerancia. En caso contrario, es preferible evitar este aceite y decantarse por cualquier otro del mismo grupo.

Lavanda
(*Lavandula angustifolia*)

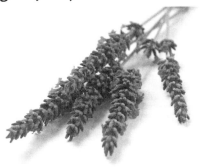

Descripción botánica	La lavanda es una planta muy conocida. Sus numerosos tallos están coronados por una espiga de flores azules violetas muy aromáticas.
Histórico	La palabra *lavanda* procede del latín *lavare,* que significa «lavar». ¿Es porque los romanos la añadían al agua del baño o porque las lavanderas (las mujeres encargadas de lavar la ropa a mano) la incorporaban a la ropa para perfumarla? ¿O porque sus virtudes calmantes, antiespasmódicas y anticontracturantes nos relajan y nos «lavan» de cualquier preocupación? La lavanda es alabada por todos por sus múltiples propiedades, que hacen que se haya conocido como la planta «más preciosa» (Valnet), «la primera de entre todos los aceites esenciales» (B. Saint-Girons) o «la buena en todo».
Parte utilizable	Los extremos floridos.
Principios activos	Acetato de linalilo, linalol… y más de 300 sustancias activas, lo que convierte a la lavanda en una de las plantas con más propiedades.

Propiedades	– Antiinflamatorio general. – Calmante.
Órgano destinatario	Piel, vías respiratorias, vías digestivas.
Indicaciones	– *Piel:* acné, quemaduras, insolación, grietas, excoriación, eczema, fiebre eruptiva, mordisco o picadura de insecto, herida infectada, prurito, rojez, urticaria, uñero. – *Vías respiratorias:* bronquitis, asma, ataque de tos, faringitis. – *Vías digestivas:* diarrea, enteritis. – *Varios:* dolores musculares, articulares y dentales, otitis, cistitis.
Modo de empleo/ posología	La lavanda se suele usar como AE. Es suave y se puede aplicar sobre la piel. – *Vía oral:* 3-5 gotas diluidas en miel o aceite vegetal 3 o más veces al día. – *Unción (pura):* 1-15 gotas, según la extensión de la zona a tratar, 3 veces al día. Extender las gotas sobre la región y masajear suavemente para que penetren en los tejidos. – *Baños:* 15-20 gotas en una cucharada de leche o como base para baños.

Hay que saber: las propiedades antiinflamatorias de la lavanda son las más potentes que podemos encontrar, pero van asociadas a muchas otras propiedades que las refuerzan. Entre otras: acción antálgica, calmante, cicatrizante, fluidificante, antiinfecciosa, antiespasmódica, hipotensiva… De hecho, es uno de los antiinflamatorios más útiles.

Reina de los prados
(*Spiroea almaria*)

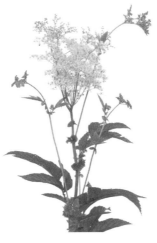

Descripción botánica	Planta de pastos húmedos, la reina de los prados tiene unos tallos de hasta 1,30 m de altura, coronados, en julio y en agosto, por racimos de pequeñas flores muy aromáticas de color crema. Es una planta fina, bonita y alta que domina y brilla en su entorno, como una reina.
Histórico	La reina de los prados se utiliza desde la Antigüedad por sus propiedades antirreumáticas. Los estudios realizados sobre esta planta durante el siglo XIX concluyeron en el descubrimiento de su principio activo y la posterior fabricación de la aspirina (*véanse* págs. 87-88).
Parte utilizable	Racimos floridos que se recolectan poco antes de que se abran las flores y las hojas.
Principios activos	Ácido salicílico. La reina de los prados es una aspirina vegetal.

Propiedades	– Antiinflamatorio. – Diurético.
Órgano destinatario	Articulaciones, nervios.
Indicaciones	– *Articulaciones:* dolores, anquilosis, hinchazón, artritis, artrosis, gota. – *Nervios:* neuralgia, neuritis. – *Tendones:* tendinitis, codo de tenista.
Modo de empleo/ posología	– *Infusión:* poner 1 cucharadita de flores y hojas secas en 3 dl de agua hirviendo y dejar reposar 10 minutos. Tomar 3 tazas al día. **NOTA.** No hervir la planta, porque perdería sus propiedades. – *Cápsulas:* 2 cápsulas antes de las comidas 3 veces al día.
Contraindicaciones	Alergia a la aspirina, consumo de fluidificantes sanguíneos.

Sauce blanco
(*Salix alba*)

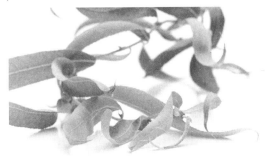

Descripción botánica	El sauce blanco es una de las 200 especies de sauce. Su nombre procede del celta y significa «cerca del agua». Así, este árbol vive donde fluye el agua y en terrenos húmedos. El adjetivo «blanco» procede de las hojas, que tienen un reflejo blanco plateado en el envés. Es un árbol de gran vitalidad. Basta con enterrar una rama en el suelo para que enraíce y crezca otro árbol.
Histórico	El sauce blanco, igual que otras especies de este árbol, lleva utilizándose desde la Antigüedad por sus propiedades antiinflamatorias en casos de reumatismos y neuralgias. Es una de las plantas que contribuyó al descubrimiento de la aspirina (*véanse* págs. 87-88).
Parte utilizable	Principalmente la corteza.
Principios activos	Salicino.

Propiedades	– Antiinflamatorio.
	– Antiespasmódico.
	– Febrífugo.
	– Antálgico.
	– Calmante.
Órgano destinatario	Articulaciones, nervios, músculos.
Indicaciones	– *Articulaciones:* reumatismos, artritis, gota, dolores dorsales.
	– *Nervios:* neuralgias, neuralgia facial, ciática.
	– *Músculos:* lumbago.
Modo de empleo/ posología	– *Decocción:* hervir 25-30 g de corteza en 1 litro de agua durante 5 minutos y dejar reposar 10 minutos. Tomar 2-3 tazas al día.
	– *Cápsulas:* 2 cápsulas antes de las comidas, 3 veces al día.

Hay que saber: debido a su gran potencial para calmar las inflamaciones dolorosas en general, el doctor Valnet lo ha bautizado como «el árbol contra los dolores».

Las sustancias activas del sauce blanco son el origen de la aspirina. Ésta tiene un efecto irritante sobre el estómago que puede incluso provocar una úlcera. Se podría temer que con el sauce blanco sucediera lo mismo, pero nada más lejos de la realidad. El sauce blanco alivia la hiperacidez del estómago.

Própolis

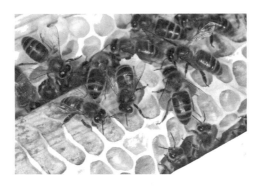

Descripción botánica	El própolis es el único antiinflamatorio de este apartado que no es una planta. Es un subproducto de origen vegetal, pero también animal. En realidad, lo elaboran las abejas con la ayuda de sustancias resinosas y gomosas de consistencia viscosa recolectadas de los brotes y las cortezas, y que luego transforman ligeramente aportando sus propias secreciones. En función de las necesidades de cada uno, el própolis sirve para obstruir las grietas, reparar los radios y modificar la abertura de la colmena. A su función de masilla multiusos, se le añade la acción desinfectante a nivel de la colmena en general.
Histórico	Los griegos ya utilizaban el própolis; incluso le dieron el nombre, que significa *pro* («antes») *polis* («pueblo» o «ciudad»). Y es cierto que en la entrada de la colmena se encuentran grandes cantidades de própolis, que se utiliza para construir un muro de defensa contra los enemigos. También lo usaron los médicos la antigua Roma, el médico iraní Avicena y los incas.

Parte utilizable	La goma entera.
Principios activos	Flavonoides, coumarin, varios ácidos, fenoles.
Propiedades	– Antiinflamatorio. – Anestesiante (muy potente). – Antimicrobiano. – Cicatrizante. – Antioxidante.
Órgano destinatario	Vías respiratorias, aparato digestivo, vías urinarias, piel.
Indicaciones	– *Vías respiratorias:* rinitis, sinusitis, otitis, faringitis, rinofaringitis, laringitis, traqueítis, bronquitis, asma, rinitis alérgica. – *Aparato digestivo:* gingivitis, estomatitis, glositis, aftas, dolores dentales, parodontosis, gastritis, enteritis, colitis. – *Vías urinarias:* cistitis, prostatitis, uretritis. – *Piel (en uso tópico):* flemón, furúnculo, quemadura, herida, eczema, urticaria, uñero, zona.

Modo de empleo/ posología	**Vía oral:** – *Pasta para masticar:* 1 g 3 veces al día, entre las comidas. Masticar hasta la completa disolución. Al principio de la masticación, se puede manifestar una sensación de quemazón en la boca. Tratamiento de 21 g, es decir, 1 semana. – *Granulado o polvo:* 1 g 3 veces al día, antes de las comidas, con un poco de agua. Insalivar bien durante unos instantes y después tragar. El primer día, tomar 1 g; el segundo día, 2 g, hasta los 3 g del tercer día, con el objetivo de comprobar la intolerancia al producto. Tratamiento de 1 semana. – *Tintura en alcohol:* 25-50 gotas con agua 3 veces al día. – *Vía tópica:* pomada que hay que aplicar sobre la región a tratar (flemón, eczema…) 3-4 veces al día.

Las plantas antihistamínicas

Betula
Roble común
Comino negro

Las histaminas son mediadores de las inflamaciones, especialmente en casos de alergias. Las plantas que presentamos reducen los niveles de histaminas en sangre, y de ahí su efecto antiinflamatorio.

La histamina es una sustancia de la familia de las proteínas. Se encuentra, en pequeñas cantidades, en todas las células del organismo. La proporción es más elevada en las células de los tejidos más expuestos a las agresiones y los traumatismos, como las de la piel o las mucosas.

En caso de agresión o herida en la célula, la histamina del interior sale y se mezcla con el suero extracelular. Al entrar en contacto con las células de alrededor, la histamina desencadena reacciones defensivas similares a las de las prostaglandinas de la guerra. Su acción causa una dilatación de los capilares, una estimulación de las secreciones de los órganos (lágrimas en casos de rinitis alérgica) y espasmos de los músculos (causa de los cólicos). Son mecanismos de defensa que el organismo utiliza para luchar contra una posible agresión.

Cuando muchas células liberan histamina al mismo tiempo, su presencia en los tejidos actúa de forma nociva, como un veneno. Dependiendo del caso, el resultado puede ser un importante descenso de la tensión (colapso), un ataque de asma, urticaria, cólicos y diarreas.

Abedul pubescente
(*Betula pubescens*)

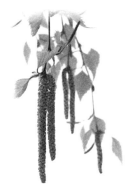 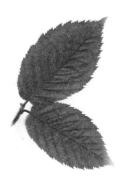

Descripción botánica	El abedul pubescente es un árbol muy reconocible gracias a su corteza blanca, de donde procede su nombre común: abedul blanco. Sin embargo, ese nombre agrupa diversas variedades, una de las cuales es *Betula pubescens*. Etimológicamente, *betula* significa «árbol» y *pubescens*, «pelos». Estos pelos se encuentran en las ramas jóvenes. En las otras especies no hay este tipo de pelos. El abedul pubescente es un árbol poco exigente y muy resistente al frío. Coloniza con facilidad los terrenos abandonados.
Histórico	Este árbol siempre ha sido muy apreciado por sus propiedades medicinales.
Parte utilizable	Las hojas, la savia y los brotes.
Principios activos	Hiperósido, betulósido.

Propiedades	– Antihistamínico (los brotes). – Diurético. – Febrífugo. – Autirremático.
Órgano destinatario	Tejidos en general y articulaciones.
Indicaciones	– *Vías respiratorias:* rinitis alérgica, alergia al polvo o al pelo de los animales, asma de tipo alérgico. – *Articulaciones:* reumatismos, gota.
Modo de empleo/ posología	– *Macerado glicerinado «Brotes 1D»:* 30 gotas con agua 3 veces al día.

Roble común
(*Quercus pedonculata*)

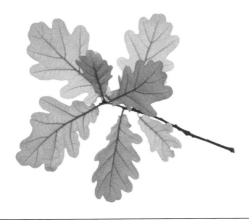

Descripción botánica	Árbol muy conocido, el roble es reconocible por sus hojas recortadas en varias parejas de lóbulos redondeados. Puede alcanzar 40 o 50 m de altura y vivir entre 700 y 800 años. Este tipo de roble, a diferencia de los demás, tiene las flores y las bellotas al final de un largo pedúnculo. Produce una madera dura y resistente.
Histórico	Las enormes ramas le confieren un aire de solidez y fuerza. Siempre se ha considerado un árbol particular. En la Grecia antigua era el árbol de Zeus. En los tiempos de los celtas, los druidas celebraban sus ceremonias a los pies de un roble.
Parte utilizable	Brotes, hojas, corteza joven.
Principios activos	Quercitania, quercetol.
Propiedades	– Antihistamínico (brotes). – Astringente (corteza, hoja). – Tónico.

Órgano destinatario	Tejidos en general.
Indicaciones	– *Vías respiratorias*: rinitis alérgica, alergia al polvo o al pelo animal, asma de origen alérgico.
Modo de empleo/ posología	– *Macerado glicerinado «Brotes 1D»*: 35 gotas con agua, antes de las comidas, 3 veces al día.

Hay que saber: terreno alérgico: un tratamiento de base del terreno alérgico consiste en combinar los efectos del abedul y el roble en un macerado glicerinado. Cada día, tomar 50 gotas de abedul al mediodía y 50 gotas de roble por la noche.

Comino negro
(*Nigella sativa*)

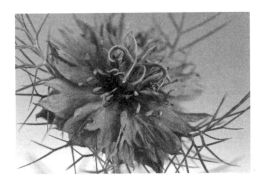

Descripción botánica	El comino negro es una planta anual de 30-50 cm que tiene la particularidad de tener las hojas pinadas, es decir, que terminan en forma de hilos estrechos, que crean un «enmarañamiento» vegetal. Las flores son azules y las semillas, gris oscuro, de donde procede el nombre de comino negro. No obstante, el comino negro no tiene nada que ver con el comino que se utiliza en la cocina (longaniza, asados) o en fitoterapia para luchar contra la hinchazón de vientre.
Histórico	Esta planta se cultiva en Oriente y en Europa central por sus semillas. Tienen un sabor acre y ardiente. En Oriente y en Egipto se consume mucho. Las semillas se utilizan para dar sabor al pan. En Alemania, forma parte de la elaboración de algunos platos y masas, a los que confiere cierto toque picante.
Parte utilizable	Semillas.
Principios activos	Nigelona.

Propiedades	– Antihistamínico.
Órgano destinatario	Vías respiratorias, cabeza.
Indicaciones	– *Vías respiratorias:* rinitis alérgica, asma, alergia al polvo. – *Vasos sanguíneos:* cefalea, migraña.
Modo de empleo/ posología	– *Tintura madre:* 10-30 gotas con agua 3 veces al día.

Hay que saber: el uso del comino negro por sus propiedades antihistamí-nicas es reciente. Es una de las plantas más importantes para reducir los niveles de histamina en sangre.

Conclusión

La naturaleza nos ofrece numerosas plantas antiinflamatorias de las que aquí sólo hemos hecho una pequeña selección. Dependiendo de la cons-titución del enfermo, unas tendrán más efecto que otras. Ahora corres-ponde a cada uno descubrirlas y encontrar las que más le convengan.

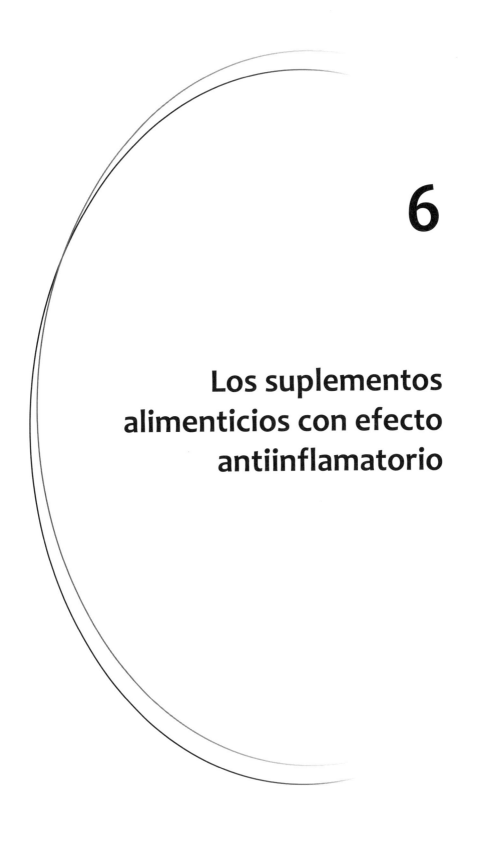

6

Los suplementos alimenticios con efecto antiinflamatorio

Hay dos tipos de suplementos alimenticios que ayudan a calmar las inflamaciones gracias a sus nutrientes. Por un lado están los suplementos a base de omega 3 de origen vegetal y animal (pescado) y, por otro, los suplementos de minerales básicos que, al neutralizar el exceso de ácidos en los tejidos, reducen las inflamaciones o evitan que se desencadenen.

Omega 3

Los omega 3 tienen una acción antiinflamatoria porque permiten que el organismo produzca prostaglandinas de la paz, que calman las inflamaciones. Sin embargo, esta producción es más o menos abundante según el contenido en omega 3 de los alimentos consumidos. Por desgracia, la alimentación actual suele ser más bien pobre en aportes de omega 3.

> **El aporte diario de omega 3 debería ser de 2 g. En la práctica, en una alimentación «estándar» de nuestros tiempos, el aporte es de 0,2-0,6 g al día, lo que apenas representa el 10-30 % de las necesidades reales. El día en que se produce una inflamación, el organismo no dispone de omega 3 suficientes para combatirla.**

Con el objetivo de poder defenderse bien contra las inflamaciones, el organismo tiene que disponer de unas buenas provisiones de omega 3. Al acumular omega 3 en los tejidos suple las carencias. Este proceso fisiológico no se realiza de una vez, sino que tiene que ser algo constante. Y eso explica por qué la ingesta de omega 3 no da unos resultados visibles inmediatos. Según la importancia de las carencias, pueden pasar semanas o meses antes de que pueda observarse algún efecto.

Una vez suplida la carencia, hay que seguir cubriendo las necesidades diarias de 2 g, e incluso superarlas un poco para permitir que el organismo luche mejor contra las inflamaciones.[7]

---

7. Véase también *Oméga 3*, del Dr. Dominique Rueff, Éd. Jouvence, 2008.

EL RÉGIMEN ANTIINFLAMATORIO

Por muy bueno que sea consumir suplementos alimenticios ricos en omega 3, también es necesario alimentarse con productos que supongan un buen aporte de omega 3. Los principios básicos de una dieta modelo con propiedades antiinflamatorias son:

PROTEÍNAS
Tomar:
- pescado graso (caballa, arenque, salmón, sardina, anchoa, trucha, bacalao...)
- huevos
- legumbres (lentejas, habas, alubias...)

Tomar con moderación:
- carne
- queso

GLÚCIDOS
Tomar:
- arroz integral o semiintegral
- pasta integral
- patatas

Tomar con moderación:
- otros cereales
- pan
- copos de cereales

LÍPIDOS
Tomar:
- aceite de colza y de lino
- almendras, nueces, semillas de lino

VERDURAS
- Todas, sobre todo las de hoja verde (lechuga, rúcula, coles, brócoli...

FRUTA
- Todas

ESPECIAS
- ajo, cebolla, perejil, cebolleta...

Fuentes de omega 3

La fuente de omega 3 procede de los alimentos. El organismo no lo fabrica, o lo hace en muy pequeñas cantidades, o le cuesta mucho. Así pues, para cubrir sus necesidades, el organismo depende de los aportes alimenticios. Hay muchos alimentos que contienen omega 3, algunos en pequeñas cantidades y otros en cantidades mayores, que son los que nos interesan porque son más capaces, gracias a su concentración en omega 3, de suplir las carencias.

> El término omega 3 designa distintos ácidos grasos, entre los cuales los principales son:
> - El ácido alfa-linoléico (ALA)
> - El ácido eicosapentaenoico (EPA)
> - El ácido docosahexaenoico (DNA)

Puesto que los omega 3 son ácidos grasos, pertenecen a la gran familia de los lípidos. Por tanto, no es sorprendente que las fuentes más generosas se encuentren en los alimentos ricos en lípidos, ya sean de origen vegetal o animal.

Fuentes vegetales de omega 3

Las concentraciones más elevadas de lípidos en los vegetales se hallan en las semillas. Una vez prensadas, estas semillas producen un aceite. Evidentemente, hay que elegir los aceites prensados en frío, puesto que el calor destruye los omega 3. La tabla de la página siguiente muestra los aceites más ricos en omega 3 y que se pueden encontrar fácilmente en los comercios. Más adelante detallaremos las particularidades y las dosis de cada uno.

Para que los aceites de colza, soja y nuez aporten la cantidad necesaria de omega 3 al organismo, hay que tomar varias cucharadas. Sin embargo, son de uso relativamente habitual y no son caros. Se pueden utilizar para elaborar vinagretas, aliñar verduras cocidas o condimentar otros alimentos cocidos.

ACEITES VEGETALES MÁS RICOS EN OMEGA 3

Nombre	Porcentaje
Perilla	65 %
Lino	54,2 %
Camelina	38,7 %
Cáñamo	17-19 %
Nuez	12,9 %
Colza	9,1 %
Germinado de trigo	7,8 %
Soja	7,7 %

El porcentaje de omega 3 de los aceites varía un poco porque la composición de una planta depende del suelo donde crece y de la cantidad de sol y de lluvia de los que se beneficia.

El uso de los otros aceites (germinado de trigo, lino, cáñamo, camelina y perilla) no es tan habitual. Son más caros, pero basta con tomarlos en cantidades más pequeñas (una cucharadita o una cucharada).

Para aprovechar plenamente estos aceites, es preferible no asociarlos con ensaladas u otros platos. Una parte del aceite quedará en la ensaladera o en el fondo del plato. El cuerpo sólo aprovechará una parte de los omega 3 que el aceite le hubiera podido aportar. La solución ideal es mezclar el aceite con un poco de queso fresco e ingerirlo. Además, estos aceites suelen estar disponibles en cápsulas.

Ahora procederemos a presentar los distintos aceites. Para cada uno, indicaremos el origen, el porcentaje en omega 3 y el modo de empleo. La dosis que se indica es la precisa para cubrir las necesidades de base: el aporte diario recomendado. La dosis terapéutica es más elevada.

Los aceites que se muestran están disponibles en tiendas de salud, donde los responsables también aconsejan sobre su uso.

Los aceites vegetales descritos en este capítulo son los más ricos en omega 3.

Aceite de perilla

La perilla (*Perilla frutescens*) es una planta de la familia de la menta que crece en Asia (Japón, China y Corea). Se desarrolla mejor a pleno sol y en un ambiente húmedo. Tradicionalmente, se utiliza desde hace siglos con finalidades médicas, de uso tópico y oral, para luchar contra las inflamaciones y las alergias.

El aceite obtenido a partir de las semillas de la perilla es muy rico en omega 3. Su concentración es de un 65 %, la más alta que se conoce. Esta gran concentración hace que las cantidades de aceite que hay que tomar para cubrir las necesidades diarias de omega 3 sean muy pequeñas, de unos 3 o 4 g. El uso de cantidades tan pequeñas hace que sea más cómodo tomarlo en cápsulas que añadiendo el aceite a los alimentos. Las cápsulas también tienen la ventaja de proteger el aceite de cualquier contacto prolongado con el aire, cosa que evita que se estropee o se destruyan los omega 3 que contiene.

Posología: 2-3 cápsulas, con agua, 2 veces al día. La cantidad de aceite que contiene cada cápsula depende del fabricante, por lo que hay que leer la posología recomendada en el prospecto. En general, suele ser de 2-3 cápsulas 2 veces al día.

> **Para aprovechar mejor los omega 3, es recomendable consumir las cápsulas con alimentos grasos, puesto que la bilis segregada para digerirlos favorece la asimilación de los omega 3.**

Aceite de lino

El lino (*Linum usitatissimum*) es una planta de entre 30 y 60 cm de altura con unas preciosas flores de color azul claro. Hace miles de años que el hombre la cultiva por sus fibras textiles y por sus semillas, que contienen un 30-40 % de aceite que, añadido a sus mucílagos, le otorga un efecto laxante. Sin embargo, el aceite de semillas de lino también es muy rico

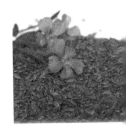

en omega 3. En realidad, representa un 54 % de su contenido en ácidos grasos. Es decir, 100 g de aceite de lino contienen 54 g de omega 3. Por tanto, una cucharadita de este aceite basta para cubrir las necesidades diarias de 2 g de omega 3.[8]

Su venta estuvo prohibida en Francia, por ejemplo, hasta el año 2009, aunque no en los países vecinos. A raíz de varios estudios, se consideró que era hepatotóxico. No obstante, estudios realizados con posterioridad han demostrado que no era cierto. Sin embargo, hay que tomar medidas para que no se ponga rancio. Por eso, el aceite de lino se vende en frascos pequeños, para facilitar el uso rápido del contenido. Dichos recipientes deben ser oscuros para proteger el contenido de las influencias nocivas de la luz. También se suele recomendar que, una vez abierto, se conserve en la nevera. El aceite de lino no se puede cocinar, sino que se tiene que consumir crudo. Para evitar que enrancie, también se vende en cápsulas.

El aporte de omega 3 también se puede realizar tomando las semillas de las que se extrae el aceite. Unos 100 g de semillas de lino contienen 40 g de aceite, de los cuales 20 g son omega 3. Por tanto, una docena de gramos de semillas (dos cucharaditas) cubren las necesidades diarias de 2 g, siempre que el organismo asimile todo el omega 3. Para que así sea, no hay que tragar las semillas enteras, sino molerlas o dejarlas en un vaso de agua durante toda la noche antes de ingerirlas. Otra posibilidad es masticarlas bien antes de tragarlas.

Posología:
- Aceite: 1 cucharadita al día.
- Semillas: 10 g al día (2 cucharaditas).
- Cápsulas: 2 cápsulas de 1 g al día.

La doctora Kousmine recomendaba emulsionar el aceite de lino con queso fresco. De esta forma, el organismo asimila mejor las pequeñas gotas de aceite.

---

8. Véase, del mismo autor, *Les compléments alimentarires naturels*, Éditions Jouvence, 2012.

El aceite de lino del que hablamos es de calidad alimentaria y no el que se utiliza en pintura (que es tóxico y no contiene omega 3). Se vende en tiendas de salud.

Aceite de camelina

La camelina (*Camelina sativa*) es una planta originaria de Europa central. Su crecimiento se inicia con la formación de un collar de hojas que recubre el suelo y que impide que crezcan las malas hierbas. Los tallos alcanzan 1,2 m. Son rígidos, y por eso la planta se utiliza en cultivo mixto, donde sirve de guía, por ejemplo, para los guisantes. Florece en racimos. Una vez fecundada, produce unas cápsulas con unas minúsculas semillas en el interior. En la actualidad, la camelina es poco conocida porque su cultivo se abandonó en el siglo XIX. No obstante, en el pasado fue muy utilizada por su aceite, entre otros por los celtas.

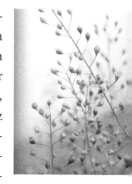

Las semillas prácticamente sólo contienen lípidos, de los cuales un 38,7 % son en forma de omega 3. Sin embargo, en la alimentación se puede utilizar en cantidades superiores, para las vinagretas o para añadirlo a platos cocinados, a pesar de que su elevado precio limita de forma natural un uso demasiado generoso.

Posología: ½ cucharada al día.

Aceite de cáñamo

El cáñamo (*Cannabis sativa*) es una planta que puede alcanzar 2 o 3 m de altura y que tiene una flores dentadas. Originario de Asia, en la actualidad ya se cultiva en todo el mundo. Sus tallos tienen unas fibras muy resistentes para la fabricación de cuerdas, telas, papel… Las hojas y las copas floridas de algunas variedades se utili-

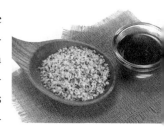

zan como droga (marihuana y hachís). Las semillas se usan para elaborar el aceite.

El aceite que nos interesa es el que se obtiene de las semillas del cáñamo alimentario, también llamado cannabis, que no tienen tetrahidrocannabinol (THC), sustancia responsable de los efectos psicotrópicos.

El aceite de cáñamo contiene entre un 17 y un 19 % de omega 3. Una cucharada (10 g) cubre las necesidades diarias de este nutriente. El aceite también se emplea en la cocina, donde aporta un delicado sabor a nuez a los platos cocinados (hay que añadir un chorro cuando haya terminado la cocción). Su elevado precio limita su uso. El aceite de cáñamo también se vende en cápsulas.

Posología:
– Aceite: 1 cucharada al día.
– Cápsulas: depende de la posología.

Aceite de nuez

El nogal (*Juglans regia*), un árbol bien conocido en las zonas mediterráneas, produce unas nueces cuyo aceite es una fuente importante de omega 3. Está compuesto por un 10-13 % de este preciado nutriente antiinflamatorio. Para cubrir las necesidades diarias, hay que tomar 20 g de este aceite o, lo que es lo mismo, 2 cucharadas.

Gracias a su precio asequible, el aceite de nuez se puede utilizar fácilmente para las vinagretas, a las que confiere su característico sabor. Sin embargo, sus propiedades acidificantes hacen que no sea recomendable para personas que sufren algún desequilibrio ácido-básico o, dicho de otra forma, las personas con un terreno ácido.

Posología: 2 cucharadas al día.

Aceite de colza (o de canola)

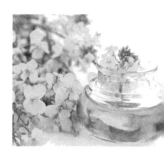

La colza (*Brassica napus*) es una planta de más de 1 m de altura cuyas copas producen unas flores de color amarillo intenso. Las semillas contienen un 40 % de aceite. Durante mucho tiempo, fue considerada peligrosa para los humanos y se prohibió su venta. Sin embargo, el estudio (¡con ratas!) que levantó sospechas sobre su toxicidad fue invalidado con posterioridad. A pesar de todo, el aceite de colza está plenamente aceptado y reconocido como un aceite culinario de calidad.

Sin embargo, antes de llegar a eso, se seleccionaron variedades de colza que no poseían ninguna o pocas sustancias incriminadas. Se las reconoce con el nombre de «canola». Por tanto, el aceite de canola que se dice que es tan rico en omega 3 es, en realidad, aceite de colza.

El aceite de colza contiene un 9 % de omega 3. Dos cucharadas de este aceite suponen un aporte suficiente para cubrir las necesidades diarias de omega 3.

El aceite de colza tiene un precio asequible. Se puede consumir de forma cotidiana y generosa en las vinagretas o para aliñar verduras cocidas.

Posología: 2 cucharadas al día.

Aceite de germinado de trigo

El germinado de trigo, es decir, la parte de donde nace la planta, contiene un 10 % de aceite. Esta proporción es baja, pero este aceite contiene dos preciados nutrientes. El primero y más conocido es una vitamina liposoluble: la vitamina E (27 mg por cada 100 g de aceite). Junto con la espirulina, el germinado de trigo es la fuente más rica en vitamina E. El segundo son los omega 3. El aceite que se obtiene de la presión de los germinados de trigo, previamente separados del resto de la semilla, supone un aporte de 7,8 g de omega 3 por cada 100 g.

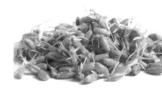

Para cubrir las necesidades diarias de omega 3, tendríamos que consumir 2-3 cucharadas de aceite de germinado de trigo. Dicha cantidad no sólo es poco asequible, porque se trata de un aceite muy caro, sino también complicado de soportar a nivel fisiológico. El alto porcentaje en vitamina E hace que el aceite de germinado de trigo sea un producto muy excitante y estimulante, y de ahí que la dosis que se recomienda al día sea de una cucharada. La presencia de la vitamina E limita la posibilidad de cubrir completamente las necesidades diarias de omega 3 únicamente con este aceite. No obstante, esto es muy interesante para aquellos que necesitan un aporte simultáneo de omega 3 y vitamina E.

El aceite de germinado de trigo se vende en frascos y en cápsulas, cuyo contenido es variable (hay que leer el prospecto de cada fabricante para la posología).

Posología:
- Aceite: 1 cucharada al día.
- Cápsulas: dependiendo de cada fabricante.

Aceite de soja

La soja (*Soja hispida*) es una planta de Extremo Oriente que crecía en estado silvestre. En la actualidad, se cultiva de forma intensiva en numerosas regiones cálidas de todo el mundo gracias a su alta concentración en proteínas (35 % o, lo que es lo mismo, el doble que la carne). Las semillas se consumen como tales o transformadas en leche de soja o en tofu. Principalmente forman parte de la ali- 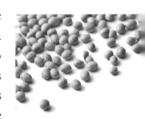 mentación de los orientales, pero son productos cada vez más consumidos en nuestras regiones. Las semillas también son muy ricas en lípidos (22 %), de los cuales el 7,7 % son omega 3. El aceite de soja tiene un precio asequible, de modo que se puede utilizar en las vinagretas o para aliñar alimentos cocidos. Tres cucharadas de aceite al día cubren las necesidades de omega 3.

Posología: 3 cucharadas al día.

Efectos de un exceso de omega 3:
Un exceso de omega 3 es complicado pero, si sucede, los efectos son los siguientes:
- Un descenso de las defensas.
- Una fluidificación excesiva de la sangre.
- Una disminución de la glucemia.

Los aceites que hemos presentado no incluyen los aceites más utilizados en la cocina porque su contenido en omega 3 es muy pobre, como demuestra la siguiente tabla:

Aceites con un bajo porcentaje de omega 3	
Nombre del aceite	*Porcentaje*
Germinado de maíz	0,93 %
Oliva	0,85 %
Cacahuete	0,5 %
Girasol	0,5 %
Pepitas de calabaza	0,48 %
Pepitas de uva	0,48 %
Cártamo	0,47 %

Esta baja concentración en omega 3 implica que sería necesario, por ejemplo, consumir 40 cucharadas de aceite de girasol para cubrir las necesidades de 2 g de omega 3. Esa cantidad es imposible de digerir. Provocaría importantes problemas digestivos. No obstante, esto no significa que haya que rechazar estos aceites, porque aportan otros nutrientes muy apreciados por el organismo, como los omega 6, por ejemplo.

La pasión actual por los omega 3 deja en segundo plano a los omega 6. Éstos a veces son considerados secundarios, e incluso nocivos. Es cierto que los omega 6 no tienen propiedades antiinflamatorias, pero intervienen en la fabricación de numerosas moléculas indispensables para el organismo. Cuando hablábamos de los beneficios de la vitamina F, se mencionaba a estos omega.

LA RELACIÓN OMEGA 3-OMEGA 6

Los omega 6 tienen unas propiedades opuestas a las de los omega 3. Los omega 6 son proinflamatorios, vasoconstrictores y espesan la sangre, mientras que los omega 3 tienen el efecto contrario. Estos dos tipos de sustancias son útiles para el organismo, pero tienen que constituir un aporte concreto. Idealmente, parece que la proporción debería ser 5 partes de omega 6 por 1 parte de omega 3.

Sin embargo, en la práctica, la alimentación occidental se sitúa en una proporción de 10, y a veces incluso 30, a 1. Una alimentación que, claramente, tiene un exceso de omega 6.

Para modificar dicha proporción, hay que reducir los alimentos ricos en omega 6 (carne, grasas malas, productos lácteos y determinados aceites vegetales) y aumentar la cantidad de alimentos ricos en omega 3 (aceite de colza y de lino, pescado, almendras, nueces, ensaladas).

La onagra y la borraja

Los aceites de estas dos plantas se suelen recomendar para luchar contra las inflamaciones, porque favorecen la producción de prostaglandinas de la paz. Sin embargo, no contienen omega 3. Entonces, ¿cómo pueden tener propiedades antiinflamatorias?

Las prostaglandinas de la paz no se producen sólo a partir de los omega 3, como hemos visto hasta ahora. También se pueden generar a partir de uno de los omega 6: el ácido linoleico. A diferencia de los omega 3, que son más escasos, los omega 6 se encuentran en abundancia en los aceites prensados en frío.

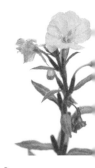

La onagra.

No hay que confundir el ácido linoleico, que es un omega 6, con el ácido linolénico, con «n», que es un omega 3.

Sin embargo, antes de producir prostaglandinas de la paz, el ácido linoleico tiene que transformarse en ácido gamma-linolénico (AGL). Esta transformación se realiza de forma bastante fácil en caso de personas con buena salud. Y, en cambio, a las personas con no tan buena salud, que son las que más lo necesitarían, les cuesta un poco más. El deterioro del terreno reduce las posibilidades de transformación. En realidad, para que ésta se realice de forma correcta, deben reunirse varias condiciones.

> **El término omega 6 designa a diferentes ácidos grasos, de los cuales los principales son los siguientes:**
> **El ácido linoleico.**
> **El ácido araquidónico.**
> **El ácido gamma-linolénico.**

La enzima delta-6 insaturada que efectúa las transformaciones debe ser constante en su trabajo mediante aportes de zinc, magnesio, vitamina B y biotina. Sin embargo, en el caso de una persona enferma es posible que falten estos nutrientes. Además, la enzima en cuestión también puede ser inhibida por numerosos elementos que, hoy en día, suelen estar presentes en nuestros organismos, sobre todo en el caso de las personas enfermas. Entre estos factores inhibidores están la presencia de grasas saturadas, colesterol, alcohol, determinados virus, carcinógenos químicos, radiaciones ionizantes, carencia de zinc y deficiencia de insulina. Si los factores inhibidores están presentes, el ácido linoleico no se transforma en ácido gamma-linolénico y no sufre la última transformación necesaria para producir una prostaglandina de la paz (*véase* tabla página siguiente).

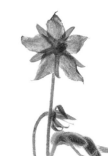

La borraja.

> **No obstante, el obstáculo que representa la no transformación del ácido linoleico en ácido gamma-linolénico se puede invertir. La naturaleza ofrece ácidos gamma-linolénicos ya formados. Hay dos plantas en particular que producen mucho en sus semillas: la ona-**

gra y la borraja. De este modo, el organismo no tiene que realizar la primera transformación para obtener el ácido gamma-linolénico, puesto que ya lo recibe. A partir de ahí, sólo tiene que transformarlo en prostaglandinas de la paz.

Transformación de ácido linoleico en prostaglandinas de la paz[9]
FASE 1 ÁCIDO CIS-LINOLEICO
Enzima delta-6 insaturada necesaria para el paso a la fase 2
ayudada por
el zinc, el magnesio, la vitamina B6 y la biotina (vitamina B8)
inhibida por
los ácidos grasos «trans» · el exceso de alcohol · las grasas saturadas · la vejez · el colesterol · determinados virus · la deficiencia de zinc · los carcinógenos químicos · la deficiencia de insulina · las radiaciones ionizantes
FASE 2 ÁCIDO GAMMA-LINOLÉNICO
(el aceite de onagra interviene aquí)
FASE 3 ÁCIDO DIHOMO-GAMMA-LINOLÉNICO
ayudado por
las vitaminas C y B3
FASE 4 PROSTAGLANDINAS DE LA PAZ

9. Extraído de *Les 5 piliers de la santé*, Ph.-G. Besson, A. Bondil, A. Denjean, Ph. Keron, Éd. Jouvence, 1993. *Los cinco pilares de la salud: el método global de la doctora Kousmine para mantener la salud y tratar enfermedades crónicas*, Oasis, Barcelona, 1999.

La onagra

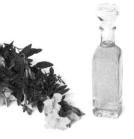

La onagra (*Oenothera biennis*) es originaria de América del Norte, donde los indios ya la utilizaban con fines medicinales. A partir del siglo XVII se extendió por Europa. Las flores amarillas, a diferencia de todas las demás flores, tienen la particularidad de que se abren por la noche, con la puesta de sol. De ahí los nombres populares que tiene: «prímula vespertina», «estrella de la noche» (en inglés, *evening star*) o «reina de la noche». La flor se abre en unos pocos minutos y es un espectáculo digno de observar.

Las semillas de onagra producen un aceite rico en ácido gamma-linolénico, entre un 8 y un 11 %. Las semillas son numerosas, aunque minúsculas. Por tanto, la cantidad de aceite que se extrae es poca y tiene un precio muy elevado.

El aceite de onagra se vuelve rancio con facilidad al entrar en contacto con el aire (en menos de media hora), por eso se vende en cápsulas o comprimidos. Las cápsulas pueden ser de 500, 1.000 o 1.300 mg de aceite. Para la posología, hay que seguir las indicaciones del fabricante, pero suelen ser 2 cápsulas de 500 mg con agua, en las comidas, tres veces al día.

Posología: 2 cápsulas 3 veces al día.

La borraja

La borraja (*Borago officinalis*) es una planta que puede alcanzar 60 cm de altura. Los tallos y las hojas están cubiertos de pequeños pelos que le confieren cierto aire «vaporoso». Las flores azules, con cinco pétalos en forma de estrella, son pequeñas y miran hacia el suelo. Se multiplica con gran facilidad en jardines y caminos. A pesar de que antaño se utilizaban para la alimentación (las flores en ensalada o cocidas), en la actualidad se emplea básicamente por sus propiedades medicinales.

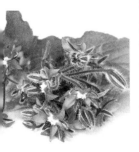

Su propiedad principal es que es una planta sudorífica (favorece la transpiración). Según algunos, dicha propiedad sería el origen de su nombre. En árabe, *bou* significa «padre» y *rash*, «sudor». Así pues, padre del sudor. Además de ser sudorífica, la borraja también es diurética y laxante. Pero aquí lo que nos interesa son sus semillas. Como las de la onagra, son minúsculas pero, a pesar de eso, contienen un aceite rico en ácido gamma-linolénico (entre el 20 y el 26 %). Para protegerlo del contacto con el aire, que destruiría sus preciadas propiedades, el aceite de borraja se vende en cápsulas, normalmente de 500 mg.

Posología: 2 cápsulas 2 veces al día.

> **Los aceites de onagra y borraja contienen ácidos gamma-linolénicos que permiten que el organismo pueda producir más fácilmente prostaglandinas de la paz.**

Las fuentes animales de omega 3

Los omega 3 no se encuentran únicamente en fuentes vegetales, puesto que determinadas carnes animales también son ricas en omega 3. Es el caso de las carnes de los pescados grasos que viven en las aguas frías de los mares del norte: el salmón, el arenque, la caballa y, en menor medida, el atún; aunque también en otros mares (las anchoas, las sardinas…) o ríos del norte (la trucha arcoíris). Los peces no producen el omega 3, sino que lo reciben a través del plancton y las algas que consumen. Después, lo almacenan en los tejidos, y, concretamente, en la grasa.

> **Debido a su gran porcentaje en grasas insaturadas, las grasas del pescado no tienen una consistencia sólida, sino blanda. Por eso hablamos de aceite de pescado en lugar de grasa de pescado.**

El interés por los omega 3 marinos nació a raíz de unos estudios elaborados para entender por qué los inuit de Groenlandia podían gozar de buena salud a pesar del exceso de alimentos grasos (carne de pescado, foca, ballena) que consumían, puesto que no podían comer otra cosa. De hecho, el aporte vegetal es reducido en esta región cubierta de nieve y hielo la mayor parte del año. Y, en cambio, los problemas cardiovasculares que, en principio, tenían que aparecer a consecuencia de un consumo casi exclusivo de carne y pescado eran una excepción. La solución al enigma reside en los numerosos omega 3 presentes en su alimentación que, como precursores de las prostaglandinas de la paz, los protegen contra las inflamaciones y el espesamiento de la sangre.

Los 2 g diarios de omega 3 necesarios para el organismo se cubren con cantidades escasas de estos pescados, como demuestra la tabla siguiente.

Así pues, un aporte interesante de omega 3, con un objetivo antiinflamatorio, se puede realizar mediante el consumo regular de estos pescados.

Cantidad de pescado necesaria para cubrir un aporte de 2 g de omega 3
- 80 g de caballa del Atlántico
- 100 g de salmón del Atlántico (acuicultura)
- 120 g de arenque del Atlántico o el Pacífico
- 120 g de salmón rosado en conserva
- 140 g de arenque del Pacífico
- 200 g de sardinas
- 200 g de trucha arcoíris (acuicultura)
- 260 g de atún blanco en conserva

Aceite de pescado

Hay personas a quienes no les gusta el pescado o que no quieren consumirlo a diario. ¿Deben, por eso, perderse la posibilidad de beneficiarse de los omega 3 marinos? No, porque el aceite de pescado también está disponible en cápsulas. Se producen a partir de un subproducto de la industria pesquera. Las carnes que quedan después de la separación de las partes comestibles del pescado se

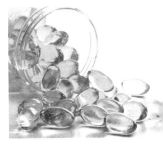

someten a un tratamiento especial que extrae el aceite que contiene el omega 3. Después, se prepara en cápsulas.

Hay que tener cuidado y no confundir el aceite de pescado con el aceite de hígado de pescado (halibut, bacalao), aconsejado por sus vitaminas A y D.

Las cápsulas de aceite de pescado suelen venderse con dosis de 1 g, lo que representa 300 mg de omega 3. Para cubrir las necesidades diarias de 2 g de omega 3, habrá que tomar 2 cápsulas al día, al menos 2 veces al día.

El aceite de pescado también se vende en frascos. Para suavizar el intenso sabor a pescado, se suele aromatizar con limón o naranja. Esta forma se suele utilizar cuando se necesitan grandes cantidades (usos terapéuticos), para evitar tener que ingerir una cantidad demasiado elevada de cápsulas.

Contraindicaciones

Las contraindicaciones a los omega 3 marinos son las alergias al pescado y el uso de fluidificantes sanguíneos farmacéuticos. Los omega 3 tienen un efecto fluidificante de la sangre que se añadiría al de los medicamentos.

Las dosis elevadas de aceite de pescado pueden provocar pequeñas molestias, como el reblandecimiento de las heces, náuseas y eructos con gusto a pescado. Para evitar este último inconveniente, aconsejamos ingerir las cápsulas al principio de la comida.

Posología: 2 cápsulas 3 veces al día.
– Aceite: leer el prospecto del fabricante

> – **Las cápsulas de aceite de hígado de pescado se compran en tiendas de salud, donde os aconsejarán sobre su uso. Recomendamos que se lea bien la etiqueta para estar seguros de que el porcentaje que contienen es de omega 3 y no de aceite.**
> – **Las cápsulas de omega 3 marino a veces son muy grandes. ¡Antes de comprarlas, aseguraos de que vais a poder tragarlas!**

Los suplementos básicos

Ahora abordaremos el segundo tipo de suplementos alimenticios que contribuyen a calmar las inflamaciones. No actúan gracias al aporte de omega 3 sino de minerales básicos (también llamados alcalinos).

> **Los minerales alcalinos de estos complementos básicos tienen una acción antiinflamatoria porque son capaces de neutralizar el exceso de ácidos de los tejidos, que son sustancias agresivas e irritantes. En exceso, los ácidos desencadenan inflamaciones o intensifican las que ya están presentes por otros motivos (infección, alergias...).**

Normalmente, la presencia de sustancias ácidas en nuestro organismo está contrarrestada por una presencia cuantitativamente igual de sustancias básicas. De ahí la noción de equilibrio ácido-básico. Sin embargo, con demasiada frecuencia este equilibrio se rompe y el terreno se acidifica. Entonces hablamos de acidosis. Las causas de esta acidificación son el consumo cuantitativamente más elevado de alimentos acidificantes (carne, cereales, azúcar blanquilla, grasas, vino, café...) que de alimentos alcalinizantes (verdura, verdura cruda, ensalada, patata, almendras, plátanos, fruta dulce...). Otras causas son la infraoxigenación, el estrés, el agotamiento, la falta de sueño...[10]

Ante una ausencia de cualquier causa de inflamación exterior, una presencia demasiado importante de ácidos en el terreno tiene un efecto antiinflamatorio en sí mismo. El motivo es el carácter agresivo de los ácidos, muy fácil de observar. Si mordemos una rama de ruibarbo o una fruta ácida (limón, manzana verde...), inmediatamente se desencadena una reacción defensiva contra la agresión ácida: la boca y la cara se contraen y se produce una hipersecreción de saliva para diluir el agente irri-

---

10. Para saber más, véase, del mismo autor, *La importancia del equilibrio ácido-básico: una visión práctica y completa*, Edaf, Madrid, 2001 y *Curación y vitalidad por el equilibrio ácido-básico*, Urano, Barcelona, 1992.

tante. La agresividad de los ácidos del limón queda patente en un experimento que consiste en colocar una rodaja de limón encima de un trozo de mármol pulido. Después de varios días, la superficie lisa del mármol tiene una marca redonda y está rugosa y hundida.

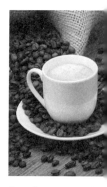

Además, las amas de casa aprovechan la agresividad de los ácidos del vinagre para diluir los depósitos de la cal del fondo de las ollas o de la bañera. También es muy conocido el experimento de un pedazo de carne colocado en el fondo de un vaso con refresco industrial a base de cola. Al cabo de uno o dos días, los ácidos de la bebida, que antes era mucho más ácida que en la actualidad, han disuelto la carne. La experiencia propia de cada uno también permite comprobar esta tesis. Si cae zumo de limón en una herida, duele mucho pero, por el contrario, si cae leche o agua, no duele, porque son sustancias alcalinas.

Los alimentos acidificantes, como el café, tienen que equilibrarse con alimentos alcalinos.

En el interior del organismo humano, los ácidos actúan de forma similar. Agreden a los tejidos, los irritan, los «enrojecen» y los destruyen. A nivel de la piel, aparecen rojeces, picores, eczemas…; en las articulaciones, surgen dolores e hinchazones articulares, tendinitis…; a nivel de los nervios, aparecen neuritis, neuralgias, ciáticas, etc. Los tejidos enrojecen, están calientes, duelen y se hinchan. Aparecen los cuatro síntomas de la inflamación. Y, en realidad, son víctimas de los problemas inflamatorios. Sin embargo, no los generan los ácidos de origen animal o los producidos en exceso por el propio organismo después de un episodio de agotamiento o de estrés. Aquí se trata de inflamaciones con una causa endógena, no exógena, como las que hemos visto a lo largo de todo el libro.

Un terreno acidificado es un terreno proinflamatorio.

Las inflamaciones de este tipo se tratan mediante una desacidificación del terreno, que provoca la disminución de la inflamación de los órganos afectados. La desacidificación se realiza mediante un aporte generoso de minerales básicos, que neutralizan los ácidos excedentes taponándolos; es decir, asociándose a ellos. De hecho, un básico combinado con un ácido resulta en una sal neutra. El aporte de minerales básicos se realiza o bien con una dieta alcalina o bien tomando suplementos básicos. Ambos procedimientos se pueden combinar para acelerar la desacidificación del terreno.

La dieta alcalina

Es una dieta que comprende una proporción de alimentos alcalinos muy superior a los acidificantes. Se establece con la ayuda de la lista de alimentos que presentamos a continuación.

La proporción más importante de alimentos alcalinos consumidos con estas dietas no sólo proporciona los básicos para neutralizar los ácidos de los alimentos acidificantes consumidos, sino también una acumulación de básicos que servirá para neutralizar los ácidos acumulados en el terreno. A medida que avanza la neutralización, el terreno está cada vez menos ácido y la inflamación se calma.

> Atención: no hay que suprimir los alimentos acidificantes, porque contienen nutrientes básicos; principalmente, los que ofrecen al organismo proteínas que son indispensables para su buen funcionamiento.

LISTA DE LOS ALIMENTOS ALCALINOS

- Patatas
- Verduras verdes, crudas o cocidas: ensalada, lechuga, judía verde, col...
- Verduras de color: zanahoria, remolacha, etc. (excepto el tomate)
- Leche, leche en polvo, requesón bien escurrido, nata
- Plátano
- Almendra, nuez de Brasil
- Castaña
- Frutos secos (excepto el albaricoque)
- Agua mineral alcalina
- Bebidas a base de puré de almendra

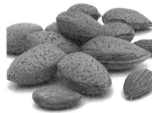

LISTA DE LOS ALIMENTOS ACIDIFICANTES

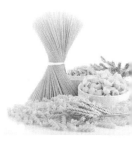

⟹ Carne, aves de corral, embutidos, derivados de la carne, pescado

⟹ Queso (los quesos fuertes son más ácidos que los suaves)

⟹ Animales grasos

⟹ Aceites vegetales, sobre todo el de cacahuete y los aceites endurecidos o refinados

⟹ Cereales, integrales o refinados, avena, sobre todo, el mijo.

⟹ Pan, pasta, copos de cereales y alimentos a base de cereales

⟹ Legumbres: cacahuete, soja, alubia, haba, etc.

⟹ Azúcar refinado y blanquilla

⟹ Edulcorantes: sirope, repostería, chocolate, caramelos, mermelada, fruta confitada, etc.

⟹ Frutos oleaginosos: nuez, avellana... (excepto la almendra)

⟹ Café, té, cacao, vino

LISTA DE LOS ALIMENTOS ÁCIDOS

Estos alimentos son alcalinos para las personas que metabolizan bien los ácidos débiles, pero acidificantes para el resto. Los primeros, deben aumentar su consumo y los segundos deben disminuirlo, o incluso suprimirlo durante un tiempo.

⟹ el suero abierto varias horas (de los yogures, la leche cuajada, el kéfir, el queso fresco poco escurrido, etc.)

⟹ la fruta poco madura (cuanto menos madura está, más ácida es)

⟹ la fruta ácida, como los frutos rojos (grosella, grosella negra, frambuesa...)

⟹ los cítricos: limón, pomelo, naranja...

⟹ algunas variedades de manzana, de cereza (guindo), las ciruelas, los albaricoques...

⟹ el exceso de fruta dulce

⟹ las verduras ácidas: tomate, ruibarbo, acedera, berro

- el chucrut
- el zumo de fruta, el zumo de limón (¡este último en las vinagre-tas!)
- las bebidas industriales azucaradas: limonadas, bebidas a base de cola...
- la miel
- el vinagre

Los suplementos de minerales básicos

Los suplementos básicos están constituidos por una mezcla de diferentes minerales básicos como el calcio, el potasio, el magnesio, el manganeso, el hierro, el sodio... Estos últimos están presentes bajo una forma muy asimilable y en proporciones adecuadas. Dependiendo de las preparaciones, se presentan en polvo o en comprimidos. Así, permiten un aporte concentrado y muy fácil de dosificar.

Se comercializan numerosos suplementos básicos. En la siguiente web, www.christophervasey.ch, en la etiqueta de «artículos», bajo el título de «Lista de suplementos básicos», encontrarás una lista con la composición de cada uno.

> El pH es la unidad de medida de los ácidos. Indica el grado de aci-dez o alcalinidad de una sustancia. La escala va de 0 a 14.
> - El pH 7 es el neutro.
> - Los pH entre 7 y 1 son cada vez más ácidos.
> - Los pH entre 7 y 14 son cada vez más alcalinos.

El consumo de suplementos básicos está recomendado para procurar inge-rir cada día los básicos suficientes para que el pH urinario ascienda hasta 7.

En realidad, una persona acidificada elimina más ácidos de los que genera el organismo, porque éste intenta deshacerse del excedente de ácidos. Este excedente en la orina hace que el pH sea más ácido de lo habitual. Pierde el pH normal de 7 para descender hasta un valor ácido de 6,5 o incluso más bajo. Cuanto más baja es la cifra, más aumenta la acidez. La medición del pH también informa sobre el nivel de acidez del terreno: cuanto más ácido es el pH urinario, más acidificado está el terreno.

La medición del pH urinario se hace con ayuda de un papel reactivo, de venta en las tiendas de salud, droguerías o farmacias. Para hacerse una idea real del pH urinario, hay que realizar la medición de todas las micciones del día durante 2 o 3 días. Si la mayoría de los resultados son ácidos, el terreno es ácido, y, por tanto, es proinflamatorio y necesita que el individuo aumente el consumo de alimentos alcalinos y tome suplementos alimenticios básicos.

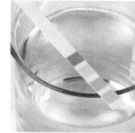

Una tira reactiva especial permite medir el pH urinario

Si ofrecemos al organismo básicos en cantidad suficiente para que el pH ascienda hasta 7, no desacidificamos el terreno de inmediato, pero ofrecemos al organismo la dosis máxima y fisiológica de básicos que necesita para alcanzar ese objetivo. El aporte regular, 3 veces al día, de una cantidad de básicos adaptados a las necesidades personales de cada sujeto permite la desacidificación. De este modo, la agresión por parte de los ácidos disminuye, lo que poco a poco supone la reducción y desaparición de los problemas inflamatorios endógenos.

Si bien la desacidificación en profundidad del terreno puede tardar varios meses, a nivel superficial y a nivel sintomático, la mejora es visible al cabo de unos días. La prueba es que los dolores de origen inflamatorio de las personas acidificadas pueden mejorar de forma rápida, e incluso desaparecer. El rápido efecto antálgico de la desacidificación es algo que siempre sorprende a las personas afectadas.

No obstante, el efecto antálgico no es más que la consecuencia de la disminución de la inflamación por desacidificación. Ahora bien, esta acción también se puede aprovechar en caso de inflamación por causas exógenas; es decir, a causa de una infección o un contacto con alérgenos. Estas inflamaciones pueden producirse en un terreno previamente acidificado.

Una parte del tratamiento de las inflamaciones debería consistir en desacidificar el terreno mediante la ingesta de suplementos básicos.

Al estado inflamatorio generado por causas exógenas se le suele añadir el causado por el terreno acidificado. La agresión latente por parte de los ácidos se añade a la agresión puntual provocada por la presencia de microbios o alérgenos. La inflamación se intensifica y se agrava a causa de la presencia de ácidos. Además, estas inflamaciones por causas exógenas producen acidez. Esta acidez proviene de la aceleración general de los metabolismos, de la destrucción de los tejidos y de la lucha por parte de los linfocitos contra los agresores.

Desacidificación del terreno a través de los complementos básicos: tomar 3 veces al día, con agua y antes de las comidas, tanto polvo o comprimidos como sean necesarios para recuperar un pH urinario de 7.

Conclusión

La alimentación es cada vez más reconocida como un procedimiento terapéutico en sí mismo. Dos ejemplos de la legitimidad de esta opinión son los aportes de omega 3 y de suplementos básicos para luchar contra las enfermedades inflamatorias.

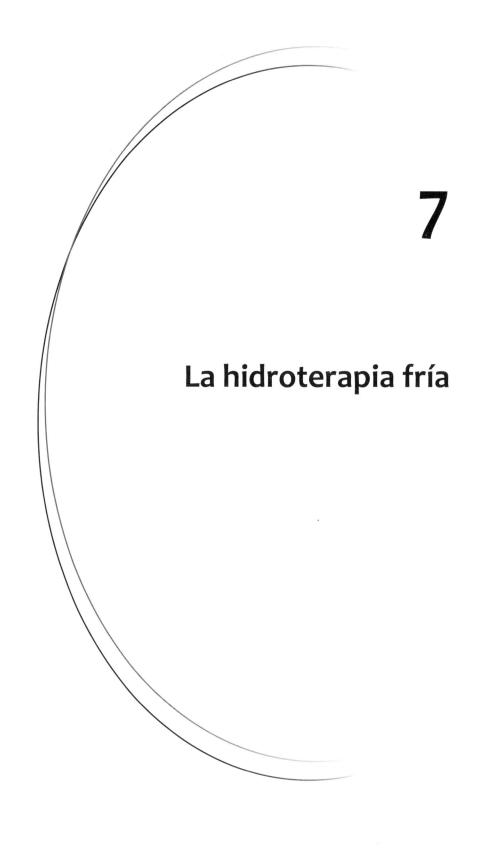

7

La hidroterapia fría

La hidroterapia es una técnica que consiste en la aplicación de agua fría o caliente sobre superficies más o menos grandes del cuerpo, durante un tiempo más o menos prolongado. El objetivo de estas aplicaciones es estimular los intercambios allá donde son deficientes y ralentizarlos en los lugares donde son demasiado intensos. Los resultados se manifiestan, superficialmente, en la piel y, de forma más profunda, en los capilares sanguíneos, los músculos y los órganos.

En cuanto a los efectos de las aplicaciones hidroterapéuticas calientes, podemos decir, en resumen, que lo caliente calienta lo frío, dilata lo contracturado, acelera lo ralentizado e intensifica la circulación sanguínea. Ahora bien, si reflexionamos un poco sobre esto, los efectos que conseguimos son los mismos que los de la inflamación: calor (aumento de la temperatura), tumor (hinchazón de los tejidos), enrojecimiento (intensificación de la irrigación sanguínea) y dolor (en caso de exceso de calor).

De este modo, se entiende el interés que pueden tener las aplicaciones hidroterapéuticas frías, porque el frío enfría lo caliente, contrae lo dilatado, ralentiza lo acelerado y calma el dolor. Más concretamente, el contacto del agua fría con la zona inflamada y caliente hace que, de forma natural, pierda calor, se enfríe y, por consiguiente, estreche los capilares. Esta acción vasoconstrictora disminuye la circulación de la sangre en la región y hace que pierda el color rojo. La vasoconstricción estrecha los capilares, cosa que expulsa el suero acumulado y disminuye la hinchazón de la zona o, dicho de otra forma, el «tumor». Gracias a sus efectos, el frío «anestesia» los filetes nerviosos, disminuye su sensibilidad y su capacidad para enviar señales. Se produce un efecto analgésico que interrumpe el dolor.

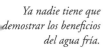

Ya nadie tiene que demostrar los beneficios del agua fría.

Las aplicaciones frías van en el sentido contrario a las manifestaciones típicas de las inflamaciones; por tanto, está claro que tienen una acción antiinflamatoria.

Los límites de la hidroterapia fría

A pesar de que la hidroterapia fría tenga efectos antiinflamatorios, no se puede aplicar a todos los problemas inflamatorios. Es importante saberlo porque, mal utilizada, en algunos casos el agua fría puede agravar el estado del enfermo.

El ser humano es un ser de sangre caliente con una temperatura fija de 37 °C en el interior del cuerpo. Son posibles pequeñas desviaciones, aunque deben ser mínimas (varios grados). El cuerpo siempre busca la manera de conservar esta temperatura ideal. Una aplicación de agua fría amenaza el equilibrio térmico del organismo, que se ve obligado a reaccionar y a recurrir a sus propias fuerzas. Así encontramos el primer punto delicado de la aplicación de agua fría: la cantidad de frío no debe superar la capacidad del organismo para neutralizarlo. Si no, se desgasta en exceso y se debilita. Las fuerzas que puede presentar ante los microbios o los alérgenos se reducen, éstos ganan la batalla y la inflamación se acentúa.

La cantidad de frío debe administrarse de forma correcta, y eso se consigue utilizando agua más o menos fría (a 25 °C mejor que a 5 °C), limitando la duración de la aplicación (1 o 2 minutos mejor que un cuarto de hora) y reduciendo la aplicación a la región inflamada y dolorosa, sin extenderla a las regiones de alrededor que no están afectadas.

Sin embargo, incluso si seguimos todas estas directrices, algunos órganos no son capaces de reaccionar con eficacia contra el frío. Por tanto, deberíamos evitar de la mejor manera la aplicación de agua fría sobre esos órganos.

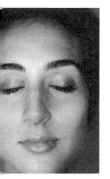

La nariz no reacciona con eficacia contra el frío.

La práctica ha demostrado que son la nariz, los pulmones, los riñones, la vejiga, el estómago y los intestinos. ¿Por qué estos órganos? Hay pocas explicaciones, pero podría deberse a que son órganos huecos; es decir, que tienen una cavidad importante y las paredes muy «delgadas», sin demasiado volumen, carne o sangre para reaccionar de forma eficaz. Las paredes de los pulmones están formadas por las costillas y la pleura, y las de los intestinos, por mucosas poco espesas… Además, se produce una pérdida constante de calor por el lado de la cavidad.

Los beneficios de la hidroterapia fría

La situación es completamente distinta con los órganos muy irrigados por vasos sanguíneos (piel, músculos), cuya cavidad está llena de sangre (vasos sanguíneos), o que están rodeados de carne y de vasos sanguíneos (huesos, articulaciones, tendones y nervios). En estos casos, las aplicaciones hidroterapéuticas frías son las más indicadas.

Órganos indicados	Órganos contraindicados
La piel	Las vías respiratorias
Los músculos	El aparato digestivo
Las articulaciones	Los riñones
Los tendones	La vejiga
Los nervios	

Si en lugar de considerar los órganos, nos concentramos en las enfermedades que se benefician o no de la hidroterapia fría, obtenemos la tabla siguiente:

175

Enfermedades indicadas	Enfermedades contraindicadas
Picaduras de insectos	Catarro
Quemaduras	Bronquitis
Picores	Nefritis
Eczema	Cistitis
Músculos doloridos	Enteritis
Neuritis	Colitis
Tendinitis	Prostatitis
Ciática	
Flebitis	
Hemorroides	
Conjuntivitis	
Orzuelo	
Dolor de dientes	

En hidroterapia, como en todos los demás campos, las reglas generales se tienen que adaptar a los casos particulares. Y esto es particularmente necesario en este caso, porque se trata de la salud de alguien. Por tanto, si las inflamaciones de los nervios (neuritis, ciática, dolor de dientes…) y los consiguientes dolores se tratan con aplicaciones frías, es posible que a algunas personas no sólo no les alivie el dolor, sino que se lo agrave. Es muy extraño saberlo de antemano, pero se descubre con la práctica. Así pues, es necesario estar atento al principio de las aplicaciones para poder identificar de inmediato las señales de intolerancia.

Varias aplicaciones hidroterapéuticas frías

Por agua fría entendemos un agua cuya temperatura se aleje lo suficiente de la del cuerpo para ser percibida como fría. Puesto que la temperatura del cuerpo es de 37 ºC, el agua está tibia hasta unos 27 ºC. Se considera fresca a partir de los 22 ºC, pasa a ser fría sobre los 15 ºC, para convertirse en muy fría hacia los 7 ºC. A 0 ºC, se endurece y se convierte en hielo, que también se utiliza en la hidroterapia fría.

> **Cuanto más baja sea la temperatura del agua, más breve debe ser la aplicación.**

Nos podemos bañar en agua a 25 ºC más de media hora, como en la piscina o en el mar. En cambio, el agua helada o los cubitos de hielo no pueden estar en contacto con el cuerpo más que unos minutos.

A continuación presentamos tres técnicas de hidroterapia fría muy útiles en casos de inflamación.

La bolsa de hielo

Al tratarse de hielo, la temperatura de esta aplicación es muy baja y su efecto es muy potente. Detiene de inmediato la inflamación, aunque de forma momentánea. El frío glacial anestesia la región en contacto con la bolsa y atenúa, e incluso elimina, los dolores debidos a la inflamación (potente efecto antálgico).

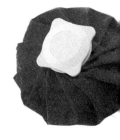

- *Indicaciones*: picaduras de insectos, neuralgias, contusiones, dolor de dientes, articulaciones dolorosas, hemorroides, flebitis, tendinitis...
- *Material*: cubitos enteros o triturados (utilizar un martillo), bolsa de plástico, una goma, tela de protección.
- *Preparación*: introducir los cubitos en la bolsa de plástico y repartirlos con la finalidad de obtener una superficie igual que la de la región a tratar, pero no más. Cerrar la bolsa herméticamente con una goma.
- *Aplicación*: colocar la cataplasma de hielo sobre la parte enferma después de haberla protegido con una tela, doblada una o más veces, dependiendo de la sensibilidad al frío.
- *Duración*: 1-3 minutos. Basarse en la reacción de bienestar del individuo.
- *Frecuencia*: repetir 2-3 veces la aplicación durante el día, o más, según las necesidades.

La compresa de agua fría

Los efectos de esta compresa son parecidos a los de la bolsa de hielo, pero mucho menos intensos y, por tanto, menos profundos y duraderos. La compresa pierde la temperatura enseguida al entrar en contacto con el calor de la inflamación, algo que no sucede con la bolsa de hielo. Sin embargo, las ventajas de la compresa son, precisamente, su carácter menos violento y la posibilidad de realizar aplicaciones de mayor duración.

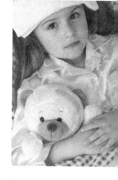

- *Indicaciones*: conjuntivitis, eczemas, urticarias, picor, reacciones alérgicas a nivel de la piel y los ojos, micosis, neuritis, dolores articulares, flebitis, amigdalitis, anginas.
- *Material*: un cuenco de agua fría, cubitos, una tela doblada varias veces sobre sí misma y cuya superficie permita cubrir la región a tratar.

- *Preparación*: poner los cubitos dentro del agua fría en el cuenco. Cuando el agua alcance la temperatura deseada, empapar la tela y escurrirla un poco.
- *Aplicación*: colocar la compresa empapada encima de la zona inflamada.
- *Duración*: se retira la compresa antes de que se caliente. Después, se vuelve a introducir en el agua fría y se vuelve a colocar sobre la zona inflamada.
- *Frecuencia*: repetir las aplicaciones tantas veces como se desee.

El cataplasma de arcilla

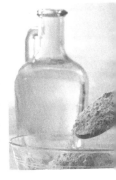

La densidad del soporte, en este caso la arcilla, permite una mejor conservación del frío. Un cataplasma de arcilla pierde la temperatura más despacio que la compresa fría, porque el agua es menos densa que la arcilla. En este caso, también son posibles las aplicaciones largas con una acción profunda.

- *Indicaciones*: acné, abceso, furúnculo, dolor de dientes, articulaciones doloridas, tendinitis.
- *Material*: polvo de tierra curativa de arcilla, agua fría, un recipiente de cristal o de madera, una espátula de madera.
- *Preparación*: mezclar el polvo de arcilla y el agua con la espátula hasta obtener una pasta bien humidificada pero firme. Si es necesario, dejar la cataplasma un momento en la nevera para enfriarla un poco.
- *Aplicación*: repartir la arcilla sobre la región a tratar en una capa de unos 0,5-2 cm de grosor.
- *Duración*: dejar la cataplasma hasta que esté tibia (unos 30 minutos, o más).
- *Frecuencia*: reponerla enseguida o varias horas después. Aplicar 2-3 cataplasmas al día.

CATAPLASMA DE QUESO FRESCO BATIDO

Es extraordinaria en casos de insolación.

Sacar el queso fresco de la nevera y aplicarlo sobre las regiones afectadas. Cambiar varias veces en cuanto se caliente, es decir, cuando empieza a deshacerse.

Conclusión

La hidroterapia fría es un método sencillo, eficaz, económico y rápido para calmar una inflamación y aliviar los dolores que provoca. Es una terapia de urgencia y se usa como complemento de un tratamiento con antiinflamatorios.

Índice de las enfermedades y plantas antiinflamatorias que podemos utilizar

La lista de plantas recomendadas para cada enfermedad empieza por las plantas generalmente más eficaces para tratar el problema en cuestión.

Se pueden elegir dos plantas de la misma lista, una para uso oral y la otra para uso tópico.

D

diarrea

25, 52, 112, 127, 130
(albahaca, laurel, cúrcuma, pícea negra,
própolis)

dolor de cabeza

22
(comino negro, gaulteria olorosa,
lavanda)

dolor de dientes

47, 176, 178, 179
(laurel, própolis, manzanilla romana, lavanda,
grosella negra)

dolor de espalda

124
(*véase* Lumbago)

dolor de garganta

55, 57, 59
(própolis, lavanda, laurel, pino silvestre, pícea
negra)

dolores

23, 33, 34, 46, 48, 52, 53, 56, 57, 63, 65, 66,
68, 69, 80, 82, 84, 85, 86, 87, 89, 113, 121,
122, 124, 125, 127, 130, 132, 134, 136, 166,
170, 176, 177, 178, 180
(*véase* Reumatismos)

E

eczema

72, 114, 116, 118, 127, 130, 136, 137
(lavanda, eucalipto aromático, laurel,
manzanilla romana, cúrcuma,
própolis)

edema de Quincke

43
(grosella negra)

elongación

197

enteritis

52, 176
(albahaca, pícea negra, cúrcuma, manzanilla
romana, laurel, própolis, lavanda)

epicondilitis

118
(*véase* Tendinitis)

estomatitis

49
(*véase* Gingivitis)

excoriación

130
(manzanilla romana, lavanda, eucalipto
aromático, laurel, própolis)

F

faringitis

21, 55, 57, 127, 130, 136
(*véase* Dolor de garganta)

M

micosis	77
	(eucalipto aromático, laurel, própolis, lavanda, manzanilla romana)

N

neuralgia	132, 134
	(*véase* Neuritis)
neuritis	23, 114, 132, 166, 176, 178
	(grosella negra, albahaca, laurel, gaulteria olorosa, eucalipto aromático, manzanilla romana, reina de los prados, sauce blanco)

O

ojo	14, 44, 45, 51, 185, 190
	(*véase* Conjuntivitis)
orzuelo	45, 176
	(eufrasia, manzanilla romana)
otitis	46
	(lavanda, própolis)

P

parondontitis	198
	(laurel, lavanda, própolis, manzanilla romana, grosella negra)
picadura	74
	(*véase* Picadura de insecto)
picadura de insecto	74
	(eucalipto aromático, lavanda, própolis, laurel)
picor	44, 45, 76, 114, 118, 178, 185
	(manzanilla romana, lavanda, eucalipto aromático, grosella negra, laurel)
poliartritis	91, 92, 112, 118
	(*véase* Reumatismos)
prostatitis	105, 107, 109, 112, 136
	(grosella negra, albahaca, própolis, pino silvestre, pícea negra)
prurito	130
	(*véase* Picor)

Q

quemadura	17, 34, 76, 136
	(*véase* Insolación)

R

reumatismos
105, 109, 122, 126, 127, 133, 134, 140
(garra del diablo, eucalipto aromático, grosella negra, reina de los prados, sauce blanco, gaulteria olorosa, laurel, cúrcuma, pino silvestre)

rinitis
21, 36, 43, 56, 75, 99, 105, 107, 109, 120, 136, 138, 140, 142, 144
(própolis, laurel, pícea negra, grosella negra, eufrasia, pino silvestre)

rinitis alérgica
75, 99, 105, 107, 109, 120, 136, 138, 140, 142, 144
(grosella negra, pino silvestre, pícea negra, comino negro, abedul, roble común)

rinitis infecciosa
120, 186
(*véase* Rinitis)

rinofaringitis
58
(*véase* Dolor de garganta)

S

sinusitis
21, 36, 55, 56, 107, 109, 127, 136, 186,
(pícea negra, laurel, pino silvestre, própolis, lavanda)

T

tendinitis
69, 176
(gaulteria olorosa, eucalipto aromático, grosella negra, reina de los prados, sauce blanco, laurel, garra del diablo, albahaca)

tos
19, 76, 107, 130, 187
(lavanda, laurel, pino silvestre, pícea negra)

traqueítis
59
(*véase* Dolor de garganta)

U

úlcera de estómago
114, 187
(*véase* Ardor de estómago)

uñero
74
(eucalipto aromático, própolis, laurel, lavanda, cúrcuma)

uretritis
66
(*véase* Cistitis)

Índice

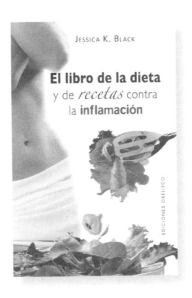

JESSICA K. BLACK

El libro de la dieta
y de *recetas* contra
la **inflamación**

EDICIONES OBELISCO

¿Tu alimentación ayuda a tu cuerpo a autoprotegerse? ¿Te gustaría comer más sano y seguir disfrutando de la comida? Estas deliciosas recetas controlan la inflamación y mejoran tu salud. Las investigaciones actuales muestran claramente que nuestra salud depende de los alimentos que consumamos. Las malas costumbres alimentarias y las alergias ocultas pueden provocar inflamaciones en el organismo, que, a su vez, pueden dar lugar a una serie de enfermedades crónicas graves. Con este libro, la Dra. Black responde a la demanda de muchos de sus pacientes, que siguiendo una dieta naturópata y antiinflamatoria, no podían encontrar recetas que preparar. Ella misma diseñó y probó las recetas, eliminando alimentos alérgenos y usando ingredientes ecológicos y nutritivos que reducen la ingesta de pesticidas y hormonas y que ayudan a tener un organismo más fuerte y sano, con una mayor capacidad para sanar. La primera parte del libro explica la base científica de la dieta. La segunda parte contiene 125 recetas sencillas y sabrosas, adaptadas a la estación: desde desayunos, tentempiés y sopas hasta infusiones, entrantes, ensaladas y deliciosos postres. La autora ofrece sugerencias de sustitución de ingredientes y añade un consejo saludable a cada receta. ¡RECUERDA!

- Manual gastronómico para la prevención natural de las enfermedades cardíacas, la artritis, la diabetes y las alergias, entre otras.
- Basado en la experiencia práctica.
- Explica datos científicos comprensibles para todos.
- Recetas deliciosas de fácil y rápida preparación.
- Ideal para aumentar el poder curativo de tus platos favoritos.

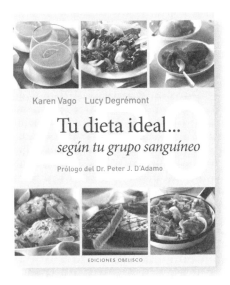

Karen Vago   Lucy Degrémont

Tu dieta ideal...

según tu grupo sanguíneo

Prólogo del Dr. Peter J. D'Adamo

EDICIONES OBELISCO

En la actualidad, millones de personas siguen el «régimen del grupo sanguíneo» popularizado por el doctor Peter J. D'Adamo, quien firma el prólogo, y dan fe de su eficacia.

Tu dieta ideal… según tu grupo sanguíneo explica claramente en qué consiste esta dieta y cuáles son sus ventajas. Además, propone más de 120 recetas deliciosas y originales que te ayudarán a poner en práctica las bases de un programa alimenticio simple y personalizado.

Elaboradas con alimentos variados y ricos en nutrientes, estas recetas responden a las necesidades específicas de cada tipo de sangre, aportando salud y longevidad.